# フレイル予防のあいうえお

## 今からはじめる健康長寿ライフ

医療法人緑枝会 理事
西山緑

幻冬舎MC

# フレイル予防のあいうえお

今からはじめる健康長寿ライフ

# はじめに

令和二年は新型コロナウイルスが出現し世間があっという間に騒がしくなりました。先の見えない不安を抱え、三月から全国の学校が休校になり、大きな集会やイベントが次々と中止になりました。四月からは緊急事態宣言が出されました。

しかし、この一連の報道の中、人生百年時代を実感することがありました。それは、海外クルージングをしている方々の年齢です。ほとんどが七十代以上です。中には、九十五歳の方も娘さんと乗船していたとのことです。年を取ってもお元気に海外旅行を楽しむ方がたくさんいらっしゃることを知り、不幸な事態でありながらも嬉しく思いました。新型コロナウイルスに感染することなく、無事自宅に戻られた方も多数います。きっと、日頃から栄養を取って、運動をしていた皆さんだったのでしょう。スポーツジムに通っていた人もいたようです。そのためスポーツジムが集団感染のクラスターになってしまったとは皮肉なものです。

私にとって昨年は、亥年、年女、還暦でした。平成から令和に年号が変わり、奇しくも学習院大学文学部に入学年、卒業年、大学院入学年が同じ方が、天皇陛下に即位されたという光栄な素晴らしい年でもありました。当時の文学部の大学院入学生は少数でしたので学舎を同じくしたことは誇らしくもあります。同期生が天皇に即位され、今後三十年の時代を日本の象徴として活躍されることを考えると、昭和を三十年、平成を三十年生きた私も今後の三十年も生き生きと自分らしく目的を持って生活していきたいと考えました。しかし、人生百年とするとあと四十年ということになります。

さて、私は昭和末期に医学部に入学して、平成初期に医師となりました。平成時代は大学で研究生活を送っていましたが、令和の初めに研究者を辞めて、地域住民の皆さんの健康に向き合う決意をしました。令和時代は、住民の皆さんとともに自分自身の健康にも向き合って生活したいと思います。

私が医学部を卒業した平成四年頃は、まだ、十五歳未満の年少人口が、六十五歳以上の老年人口の一・五倍も多かったのですが、十年後には逆転し、平成二十九年は、老年人口が年少人口の何と二・二五倍になりました。当時から急速な高齢化は危惧されており、私は高齢者の認知症（当時の老年痴呆）を研究することとしました。そして、様々な疾患の研究を経て現在は、フレイル研究をしています。高齢者うつ、閉じこもり、認知症、筋肉減少症（サルコペニア）、ロコモティブシンドロームなどのすべての高齢者の問題点が集約されているのが、「フレイル」です。

「フレイル」という言葉は、まだ聞き慣れない方も多いかもしれませんが、英語の「フレイルティ（虚弱）」を表すものです。その意味は、日本老年医学会により要介護前の可逆的な高齢者の心身の虚弱状態であり様々な側面を持つ幅広い概念と定義されました。

診断基準としては、

①疲労感がある
②体重減少がある
③歩行速度が遅い
④握力が弱くなっている
⑤活動量の減少がある

の五項目のうち、三つ以上に当てはまればフレイルということになります。簡単に言うと、フレイルは「力ない、元気ない、食欲ない、外出しない、生きがいない」の「五ない状態」です。しかし、どれも主観的なものであり、客観的な診断基準はまだできていないのが実情です。いずれにしても、予防には運動、栄養、社会活動が必要です。

フレイルの原因は様々で、筋肉量減少であるサルコペニアや運動器に障害が出てくるロコモティブシンドロームが原因の身体的フレイル、認知症や高齢者うつが原因の心理的フレイル、独り暮らしで地理的、経済的な孤立や閉じこもりが原因となる社会的フレイルがあります。さらには、噛む力や飲み込む力が低下して栄養不足になってしまうオーラル（口腔）フレイルがあります。このように加齢に伴うフレイルは要介護前段階ですが、ほんの少し生活態度を変えることで予防することが可能です。さらに、地域包括ケアシステムの中では、元気なお年寄りがフレイルになっている方を助けるという住民相互のサポート体制の確立もフレイル予防となります。

令和二年には、七十五歳以上の後期高齢者の健康診査にフレイルの質問項目が導入されることになりました。新型コロナウイルスに怯える今年は、同時にフレイル元年とも言えます。この書は、私の分身であるのんちゃん先生が長い人生をいつまでも自分らしく楽しみたいと考える皆さんにメッセージを贈る形で構成されています。人生百年時代を生き生きと健やかに生活するために、是非これから一緒に新型コロナ禍後の新しい生活様式でのフレイル予防について考えてみましょう。

令和二年五月三十日

医療法人　緑枝会　にしやま内科クリニック　理事（医師）

西山　緑

目次

## 第二章　フレイル予防のための基礎知識

# のんちゃん先生の自己紹介

私の名前は「降入　のん（ふれいる　のん）」です。英語名では、ノンフレイルとなります。

年齢は六十歳。庶民的ですが、医学博士を持つ医師です。今は、高齢者のフレイル予防について研究しています。愛称は、ノンちゃん先生です。

趣味は、社交ダンス。英会話。ヘルシー料理。

尊敬する人は、プロスキーヤーの三浦雄一郎さんです。年を取っても、いつまでも自分らしく生き生きと輝いていたいものです。

最近、「フレイルって何ですか」とよく質問されます。令和二年から、七十五歳以上の方の市町村の健診にフレイルの質問項目が導入されると報道されたからでしょうか。「ご高齢の方が、特に大きな病気もないのに、だんだん弱っていくのがフレイルですよ」と答えます。「それでは、フレイルにならないようにするにはどうしたらいいですか」が次の質問となります。そこで、これから「フレイル予防のあいうえお」でご説明します。

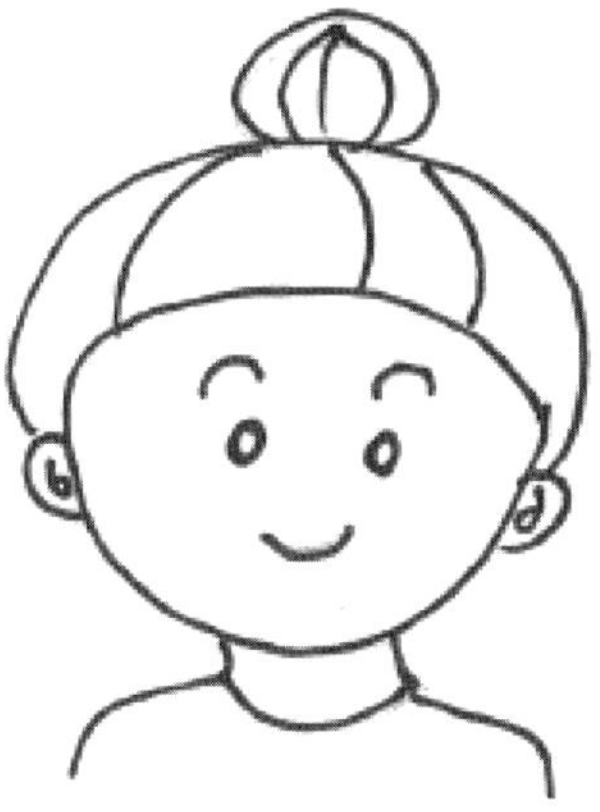

# 第一章
# フレイル予防のあいうえお

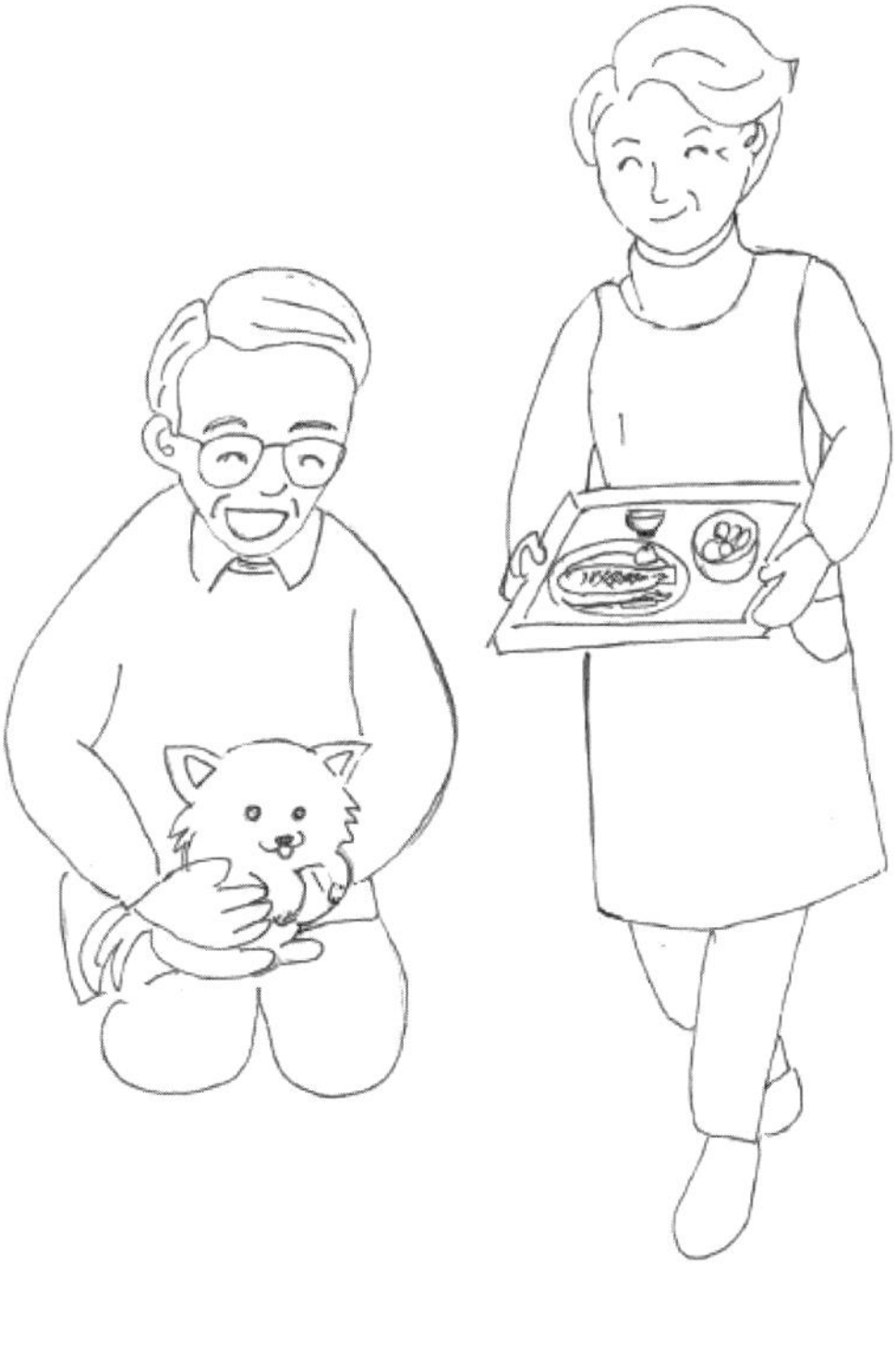

あ

# 握力維持に握手で挨拶

最近、「ペットボトルのふたが開けられない」「ボタンがうまくかけられない」ことはありませんか。指先や手の力が弱ってきているのは、年を取って筋肉がやせてきていることを教えています。しかも、手の問題だけでなく体全体の衰えを示しています。

握力はフレイルの診断基準にも含まれている大切な項目です。日本版のフレイル評価基準は、男性二十六キログラム未満、女性十八キログラム未満です。しかし要介護状態にない六十五歳以上の握力を測定すると過半数が欧米人並みの男性三十キログラム、女性二十キログラムを超えています。そのため、健康を維持するための目標値を男性三十キログラム、女性二十キログラムとしました。この握力を維持できている方は、運動機能や認知機能も高いことが分かりました。

また、「健康状態が良好である」と感じる主観的健康状態に握力が影響していました。握力は身体機能と相関が高く、手の運動だけではなく体全体の筋力運動をすることで向上します。さらに、握力を意識してタオルやビニールボールをつかむ運動を日常的に取り入れると握力を高める効果を発揮します。また、お風呂に入っているときにグーチョキパーを十回以上行うことは、水の負荷もあり握力向上につながります。昔の小学生は、学校の掃除の時間に雑巾絞りを行っていました。そして、廊下や教室の雑巾がけをやっていました。小学校教諭の友人によると小学生の握力低下が問題になっているようです。今の小学生が年齢を重ねるとフレイルの割合もどんどん増えていくことが予想されます。

また、ゴルフやつり、ボウリングなど握力を使う趣味を持つことはいいことです。私も昔取った杵柄で久しぶりにボウリングをしました。かなり握力を使うスポーツです。若いときにボウリングブームがあった六十歳以上の人には懐かしいスポーツで久しぶりに始めてもすぐに以前の調子に戻るのではないでしょうか。

まずは、握力の維持と向上がフレイル予防の目標となります。ペットボトルのふたが開けられないときに他人に頼っていませんか。握力が向上すると物をしっかり持つことができます。外国人と会ったときも握手をしっかりして、国際交流もできます。挨拶をすることで人間関係も幅広くなり、楽しい毎日の始まりになります。しかし握手の前には、しっかり手洗いをして、アルコール消毒も忘れないで下さい。

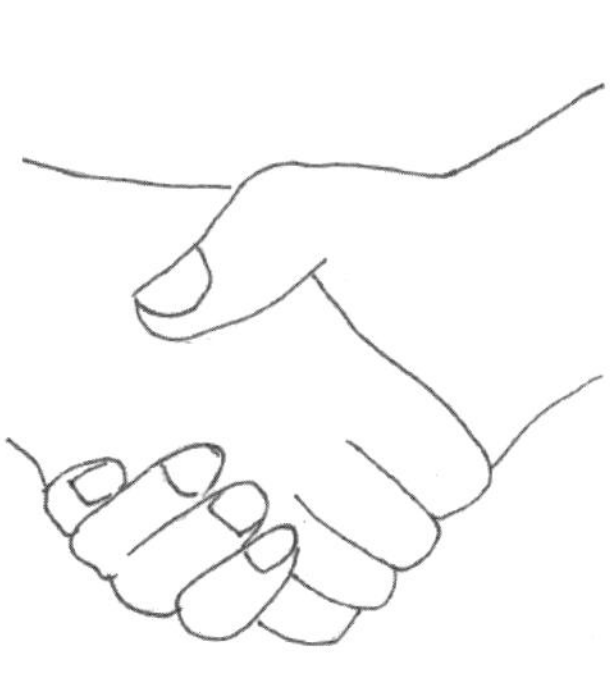

# い　生きがいは意欲を高める命綱

「生きがい」っていうと少し大げさかもしれませんが、何か楽しめる趣味を持っていますか。人生を大いに楽しみましょう。クオリティ・オブ・ライフは、生活の質のことであり、日々の暮らしの中で生きがいを持って、生活に満足しているかどうかの指標となります。病気がなく健康状態が良いことも大いに関係ありますが、近隣で仲間を作り、趣味や遊びを通じて、積極的に会話したり外出したりして楽しむことが大切です。

「わけもなく疲れたような感じがする」というような主観的疲労感が、フレイルの診断基準に含まれています。この疲労感や倦怠感は、うつ状態からくることが多いことが分かっています。特に、独居高齢者は孤独から抑うつ的になることもあります。このような場合、市町村の地域包括支援センターが行っている介護予防事業への参加が効果的です。また、近隣の民生委員や同じ自治会の人たちが外出を促す活動の場を作ることも勧められます。自治会単位で行っている小学生の見守りや資源ゴミ回収などは、地域貢献という思いが力となるでしょう。日本食生活協会が推進する地域の「シニアカフェ」や市町村があと押しをする「お達者サロン」は、高齢者の集いの場を提供しています。このような文化活動や地域活動は、うつ的になっている高齢者の生きがいや意欲を取り戻すきっかけとなります。しかし、新型コロナ禍には「密閉」「密集」「密接」を避けなければなりません。大きな会場で少人数で時々換気をしながら集まるようにしましょう。

うつ状態は認知症の前駆症状ともいわれます。認知症予防には日常会話がとても良い効果があることが報告されています。孫やペットの世話をすることもいいでしょうが、年を取っても同じ趣味を持つ友達と交流することは大切です。

高齢になる前の五十代から、自分にあった生きがいになるような趣味を持つことがお勧めです。私は、五十歳から社交ダンスを始めました。高齢になってもできる趣味だと考えたからです。しかし、六十歳から始めるのと五十歳とでは大違いです。なるべく早くから自分にあった趣味を見つけることが得策です。

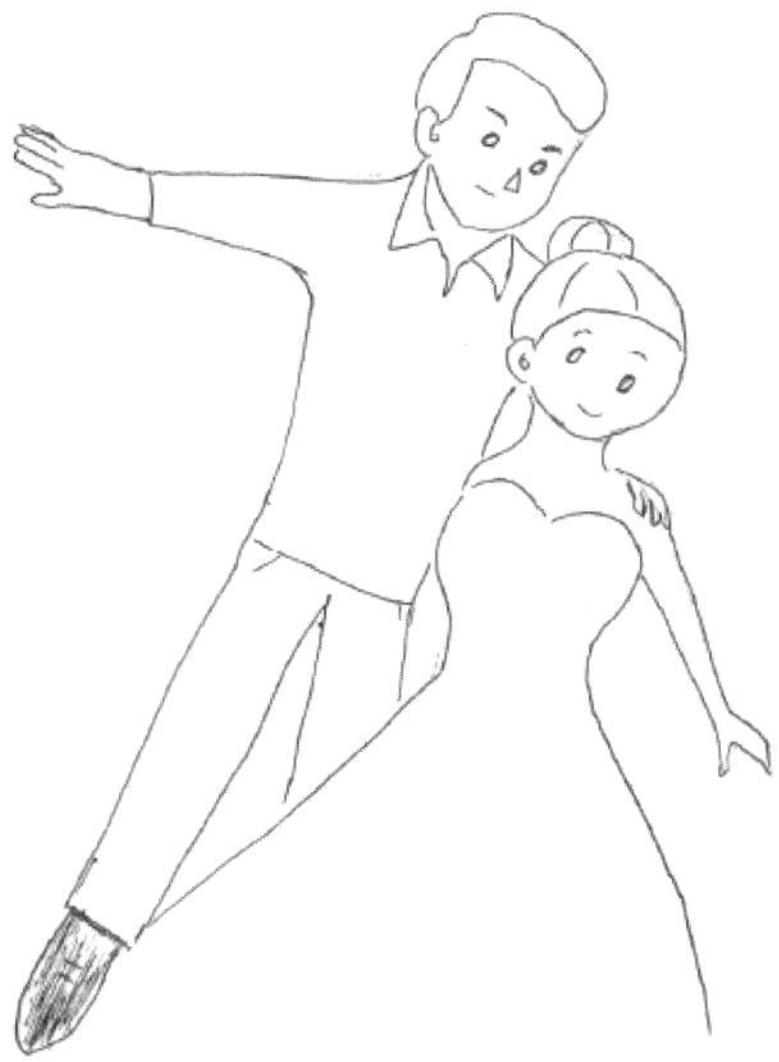

## う 運動はウォーキングとウエイトトレーニング

毎日運動していますか。日常的に運動習慣を持つことは、とても大切です。「廃用症候群」という言葉をご存じでしょうか。筋肉は使っていないとどんどん衰えてしまいます。そして、最後には寝たきりになってしまいます。だからこそ、毎日、関節を動かして、筋肉を使って運動しましょう。ウォーキングだけでなく、ウエイトトレーニングをすることも効果的です。

ご高齢の方に日常的な運動について尋ねると、ほとんどの方が「ウォーキング」と答えます。ウォーキングは有酸素運動であり生活習慣病予防には最適なものです。しかし、フレイルの診断には握力や足の速さが含まれており、筋肉の維持向上が必要で有酸素運動だけでは改善できないのです。そこで、有酸素運動に加えてダンベルなどの重りや筋トレマシーンを使った無酸素運動であるウエイトトレーニングを組み入れることがフレイル予防につながります。一部の市町村ではトレーニングジム（スポーツジム）費を助成することを始めています。今では、昼間のトレーニングジムは、定年退職後の六十五歳以上の人たちで大繁盛していると伺いました。ジムではコロナの感染が心配な人は、自宅でエクササイズの動画を観て、筋肉を動かしてもいいです。オンラインレッスンを利用して運動する人もいます。

また、ある自主グループでは「いきいき百歳体操」を取り入れています。「いきいき百歳体操」は、平成十四年に高知市が開発した重りを使用した筋力体操です。椅子に腰かけ腕や足に重りをつけて歌いながら筋力運動を行っています。実際行っている方々に伺ったところ、「明るくなった」「力が出てきた」「友達ができた」と良い評価を得ていました。

週一回は、レッスンプロについてゴルフの練習をしている方もいます。ゴルフは背筋がシャキッと伸びて若返ります。クラブをぎゅっと持たなければならないので、握力も維持向上できます。ゴルフで運動して生きがいを見つけられれば、一石二鳥です。フレイルなんてどこ吹く風と颯爽と闊歩しましょう。

運動をすると、免疫力がアップして感染症にかかりにくい強い体を作ることができます。

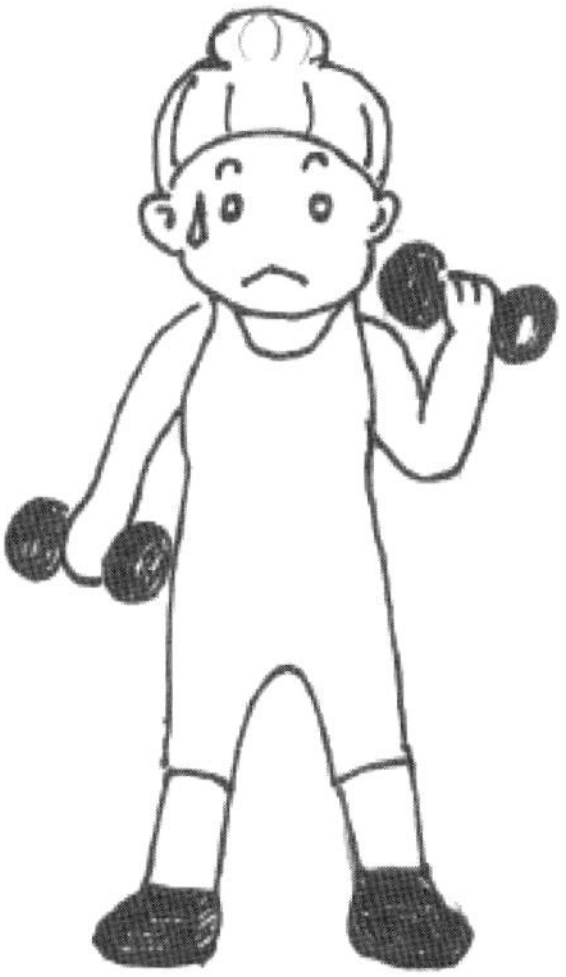

## え 栄養とエクササイズでエリートに

自分の食事に気をつかわなくなっていませんか。「誰かのために食事作りをしていたときはあんなに頑張っていたのに」「一人だから」と言い訳していませんか。良い食生活とは、主食（炭水化物）主菜（たんぱく質）副菜（ビタミン、ミネラル）牛乳・乳製品（カルシウム）果物（ビタミン・糖分）を毎日バランス良く取ることです。特に主食のご飯、パン、麺類はエネルギー源になります。しかし、主食を食べすぎることは肥満や糖尿病になりやすく注意が必要です。運動量が少ない高齢者が主食を過度に取りすぎると、主菜、副菜が不足してしまいます。夏はそうめんだけ冬はうどんだけの食生活の人もいて、大変心配です。また、おまんじゅうやお菓子だけ食べて、朝食や昼食を欠食する人もいます。そうなると血液検査で中性脂肪や悪玉コレステロールが増加して、心筋梗塞や脳梗塞の危険が出てきます。健康診断で食生活のお話を聞くと、「脂っこいものは食べていません。小食です」と言いながら、「朝食はおまんじゅうだけでした。お昼はそうめんだけです」と炭水化物しか取っていないことがあります。これではかえって不健康です。食事は三食しっかり取ってお菓子などの間食はやめることが大切です。特に寝る前の二時間は、間食しないようにして下さい。それでもお腹がすいたら、果物やヨーグルト、チーズを食べましょう。豆乳を飲むこともお勧めです。空腹時のたんぱく質補給は推奨されています。

年を取ってもいつまでもシャキッと背筋を伸ばして颯爽と歩く姿はエリートそのものです。エリートの本来の意味はラテン語の語源から「神に選ばれし者たち」です。バランスの良い食生活でエネルギーを補給してエクササイズをすることは、若さを保つ秘訣です。いつまでも若々しく元気でいることで本来の理想的なエリートになれるのかもしれません。

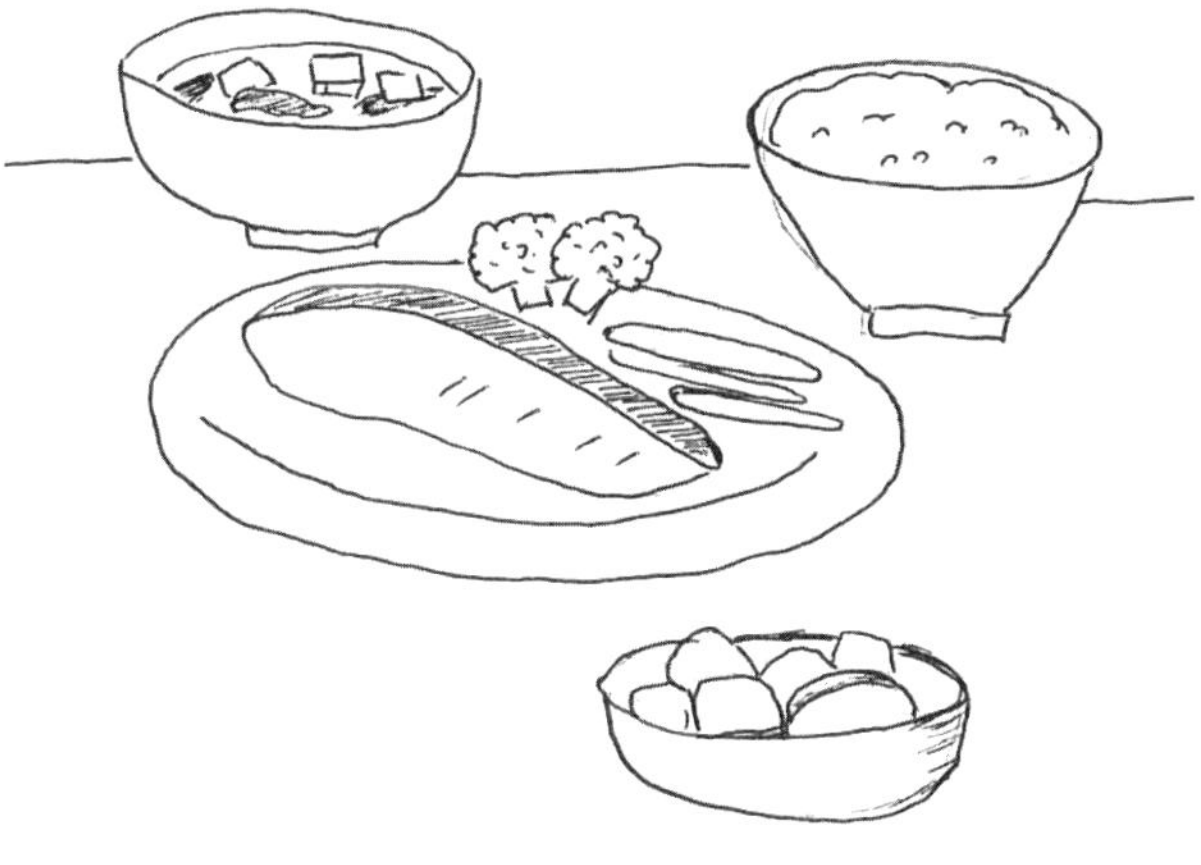

# お

## オーラルケア、大きな声でお口の体操

お口には、「味わう」「噛む」「飲み込む」「食べる」「話す」、そして「息をする」というとても大切な役割があります。食べているときにむせたりしませんか。現在、多くの人が「誤嚥性肺炎」で亡くなっています。のどの力がなくなり、話す声が力なく、か細くなってきたら要注意です。カラオケやコーラス、朗読で大きな声を出すことも予防につながります。誤嚥予防には、食事の前に、お口の運動をするのも効果的です。

口腔機能が低下した状態をオーラルフレイルと言います。オーラルフレイルには四段階あり、「口の健康への意識の低下」からの歯の喪失が第一段階、滑舌低下や食べこぼしやむせなどの「口の些細なトラブルの連鎖」が第二段階、咀嚼機能、咬合力、嚥下機能などの「口の機能低下」が第三段階です。第四段階は摂食嚥下障害であり「食べる機能の障害」ですので、すでに要介護状態となっています。

第一段階や第二段階の早期に気づいて予防することが大切です。元気がなくなり声が小さくなることは、第一段階で気づけるサインとなります。お口の健康を意識し、気持ちを

明るく前向きにするためには、合唱や演劇で腹式呼吸を身につけて大きな声を出すことが勧められます。市民劇団でお芝居を始めたお友達もいます。舞台の上で大きな声を出すには腹式呼吸が大切です。何だか、すっかり若返って、楽しそうに前向きになっています。

食事中に食べこぼしやむせることが多い第2段階の人は、口腔体操をすることが効果的です。「健口体操」として「顔面体操」「舌体操」や「だ液腺マッサージ」があります。声を出して行うものには、「パタカラ体操」「あいうべ体操」などがあります。お上品なおちょぼ口の小声は、オーラルフレイルの危険信号です。恥ずかしがらずに大きなお口を開けて大きな声を出すことが大切です。

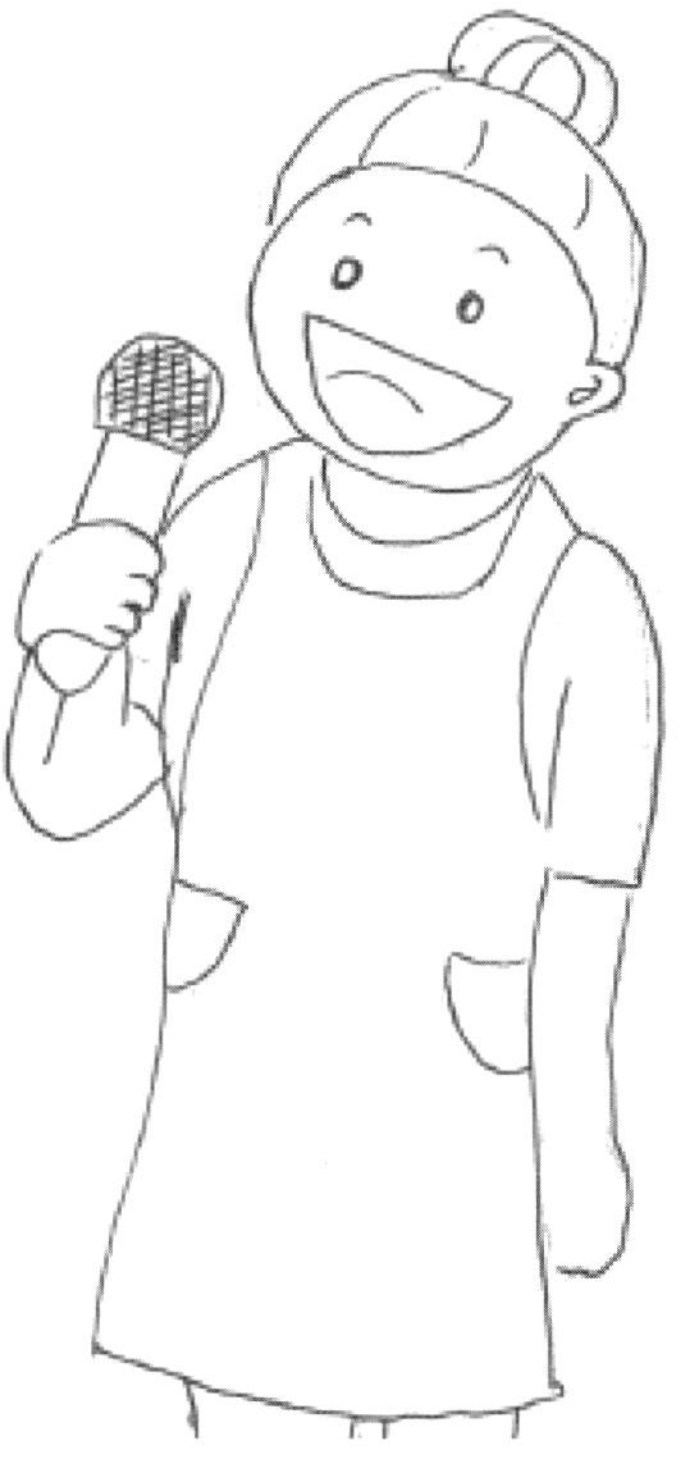

## コラム「五十歩百歩」

敵から五十歩逃げても百歩逃げても、逃げたのには変わりがないという中国の故事に由来する「大差ない」ことを意味する故事成語です。

しかし、五十歩と百歩では、大差がつく場合もあります。室内で行う健康体操の1つに大きく膝を挙げて行う足踏み体操があります。これは、五十歩行うのと百歩行うのは大きな違いがあります。百歩はかなりきつくてずいぶんいい運動になります。

それでは、1日の万歩計の表示が五千歩と一万歩ではいかがでしょうか。五千歩は70歳以上の人のほぼ平均です。平成27年の調査では70歳以上で男性約五千五百歩、女性が約四千三百歩です。1日一万歩は健康増進の目標ですが、ウォーキングを1時間やらなければ達成できないでしょう。午前の30分間、午後の30分間をウォーキングするとかなりいい運動になります。五千歩一万歩を新しい熟語として、1日五千歩を歩くのと一万歩を歩くのは、健康に大きな差があるという意味で使用するのはいかがでしょうか。日常の歩数が多い人ほど長寿と報告されています。

運動はフレイル予防に最適です。しかも気分が沈むうつ状態は運動をしない人に多いのです。新型コロナウイルス禍のために厳しい外出制限対策を行った国々でも、ある程度ジョギングやウォーキングは許可されました。足腰の弱ってきている高齢者にとって、家に閉じこもることはロコモティブシンドロームを悪化させることとなります。そのため、毎日、屋内でもできる適度な歩行運動をすることが必要になります。

## コラム「口は禍の門」

うっかり言ってしまった口から禍（わざわい）を招くことがあるから、言葉を慎むべきであるという戒めの言葉です。しかし、口には話すだけでなく、「食べる」「息をする」などいろいろな役割がある大切なところです。食中毒は口から食べたものが原因になります。近年は、ノロウイルスによる食中毒が多発しています。激しい下痢と嘔吐を繰り返す食中毒ですが、若い人なら1日から2日ですっかり治ってしまいます。しかし、お年寄りは下痢や嘔吐によって脱水を起こすことがありますので要注意です。また、誤嚥性肺炎も死に至ることが多いので危険です。飲み込みが悪くなったお年寄りの食べたものが食道ではなく気管に入って死を招くので、これも「口は禍の門」といえるでしょう。

さらに、新型コロナウイルスによる感染症（COVID-19）は、ウイルスに接触した手から口に入って発症します。口から咽頭に到達して、激しい痛みを伴う咽頭炎を起こして、肺炎へと進行します。この肺炎が急に悪化し自力で呼吸ができなくなると人工呼吸器が必要になります。新型コロナウイルス感染症を診断するには、ウイルスのRNAを増幅して行うPCR検査が必要になります。この検査に使用するのは鼻から採取する鼻咽頭ぬぐい液ですが、ウイルスのRNAを採取するので痰や唾液からも検査可能と言われています。

新型コロナウイルスで世界中の多くの人々が命を落としました。新型コロナ禍は長く続いています。口から入る禍として人類の歴史に深く刻まれることでしょう。

## か

# 介護予防で解決ぞろぞろ課題ゼロ

高齢になっても介護は受けたくないものです。

我が国の平成三十年の六十五歳以上の人口割合（高齢化率）は二十八・一％でまさに超高齢社会となっています。人生九十年を「美しく老いる」ためには、六十代からどう生きるかが大きく影響すると考えています。しかし、超高齢社会である日本が抱える問題は、年金やら介護保険やら課題がぞろぞろ出てきます。

高齢になってもいつまでも自立できるようにと、高齢者の労働力にも期待がかかっています。その実、年金問題があると考えます。働くことによって年金が停止されないようにと、年金給付者の月収の上限を高くする案が出されています。

しかし、市町村の介護予防事業が効果を発揮して、元気な高齢者が増加し、課題がぞろぞろ解決されれば、課題がゼロになる日も夢ではありません。

さて、私はU市の高齢福祉課で行っていた「元気アップ教室」「げんき応援教室」「はつらつ教室」などの通所型介護予防教室の参加者の匿名化されたデータをもとに介護予防教室の効果について研究してきました。介護予防教室の参加者は、平均年齢が約七十五歳のご高齢にもかかわらず、運動機能、認知機能、口腔機能が向上していることが分かりました。「元気アップ教室」「げんき応援教室」は三カ月のコースですが、「はつらつ教室」は一年間のコースです。七十五歳の方が確実に一年後には七十六歳になるわけですから、体力測定値が向上することはないと思っていましたが、実は、全体的には向上していました。とりわけ休まず参加された方ほど効果が高いことが分かりました。特に、目をあけて片足で立つ「開眼片足立ち」は、毎日、自宅でもやり続けることで向上します。筋力だけでなくバランス力も大切になります。

不慣れな人は、最初はバランスを崩して転倒すると大変ですので、すぐ手をつける壁ぎわや椅子や机の角を軽く持って行って下さい。

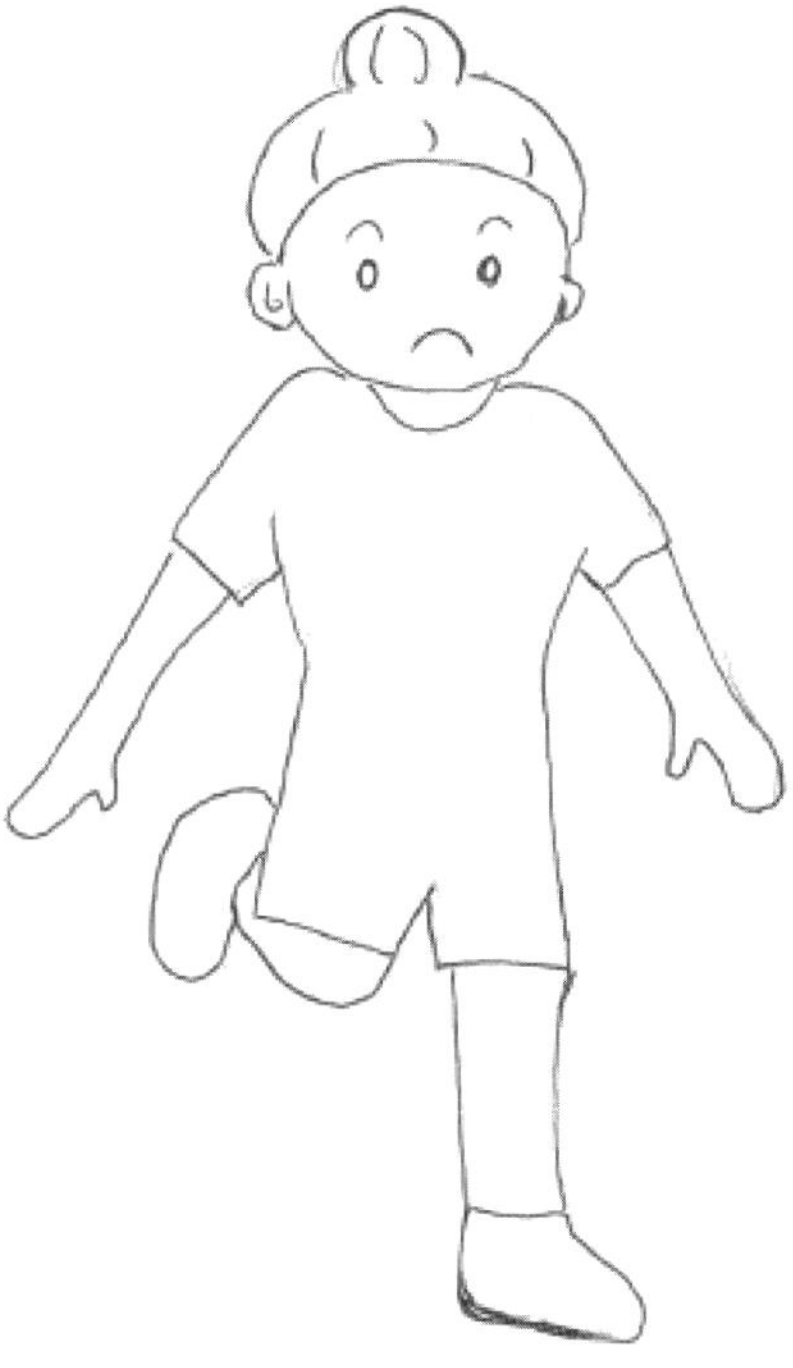

き

## 筋トレは「基本に戻る」がキーワード

筋肉トレーニングが高齢者にとっても有効な運動であることが分かっています。しかし、筋肉が衰えている高齢者にとって無理は絶対にしない方がいいでしょう。独りよがりの過信による骨折や肉離れや筋肉の破壊が進むと取り返しのつかないことになります。

前述したように、市町村の中には介護予防のためにトレーニングジム（スポーツジム）の費用を助成しているところもあります。筋肉トレーニングはレジスタンス運動とも呼ばれるように、筋肉は一定の負荷をかけることによって維持され、さらに向上するのです。筋肉を維持向上する目的のためには、どのような負荷をどの程度かけてどのくらいの頻度で行うのかは、その人の体力、年齢、性別で大きく異なってきます。まずは、どの程度の筋力を持っているのか体力測定や運動能力テストで測定する必要があります。自分の現在の運動能力を知ってから、負荷量を決めて計画的に開始することがいいでしょう。それには、スポーツジムでトレーナーさんの指導のもとで無理なく行うのが一番いいでしょう。介護予防には、包括的高齢者運動トレーニングが最適です。

また、慣れてきたからと言って過信しないで、常に「基本に戻る」ことが大切なキーワードになります。

筋トレの基本は次の五種類になります。①スクワット②腹筋③背筋④腕立て伏せ⑤バランスです。「なんだ普通じゃないか」と言うでしょうが、高齢者のスクワットは膝が前に出ないようにゆっくり行います。腹筋は、腰を痛めないように、膝を立てて行いましょう。背筋は、椅子に座って背筋を伸ばすことを繰り返すだけでも鍛えられます。腕立て伏せは、床に膝をつけて座って行いましょう。バランスは、開眼片足立ちで鍛えられます。バランスが不安定な人は、倒れそうになったら壁にすぐ手をつけるように壁の横でやりましょう。みんなで「あと少し」と声を掛け合って、まずは六十秒を目指すといいです。

自宅でもできますので日常生活にこの五つの筋トレを取り入れるのもいいことです。あとでひどい筋肉痛が起こるほどきつい運動は良くありません。血液の中にクレアチンキナーゼ（ＣＫ）が増加することもあります。また、筋トレには必ずストレッチ運動を組み合わせて行って下さい。筋トレの前後にストレッチ運動をすることで腱（けん）や筋（すじ）を痛めたりすることも予防できます。体の柔軟性を高めることも大切です。

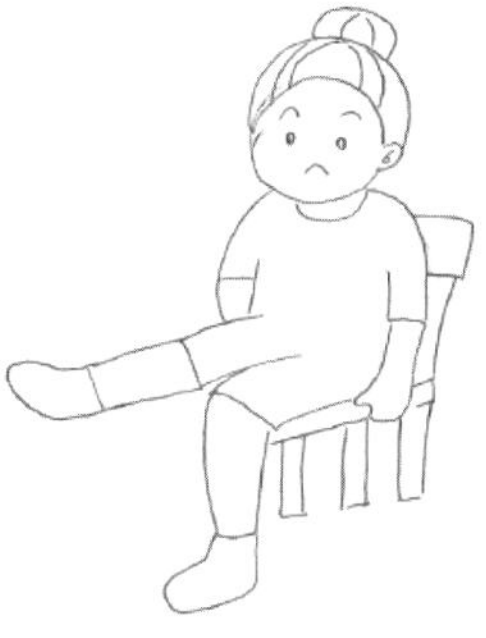

## く

# 九九の口癖、暮らしの中に

最近、計算が苦手になっていませんか。認知症予防には計算問題を解くことがお勧めです。自分のレベルに合わせて小学生の算数ドリルをやってみましょう。自信のある人は中学生の数学に挑戦しても良いですが、自信喪失してしまう危険がありますから、小学生の算数がお勧めです。もちろん、小学生の算数だからといって甘く見たら大変です。まずは、二桁までの足し算、引き算、かけ算、わり算を暗算できるようにならなければなりません。それには、九九を暗唱することがお勧めです。七の段や八の段が怪しくなっている人もいると思います。日本の学校教育では小学校低学年で九九を暗唱させます。この徹底した教育を受けた人は、年を取っても九九を忘れないのです。早口で声を出して唱えれば、認知症予防だけでなくオーラルフレイルの予防にもなります。

認知症になると計算ができなくなります。そのため認知症の検査には、「百から三を引くといくつになりますか」「そこからまた三を引くといくつになりますか」という質問があります。認知症の方は、頭の中で計算ができなくなるのです。日常生活では買い物のおつりの計算ができなくなります。そればかりか細かい数字のお金を小銭で出せなくなります。たとえば、四百六十三円だったら、百円玉四枚、五十円玉一枚、十円玉一枚、一円玉三枚です。しかし小銭の理解がなくなるため小銭があっても千円札を出したり、もっとひどいときは一万円札を出したりしてしまいます。お店の人はおつりを出すのが大変になってしまいます。最近は、高齢の方がなじみのお店に来たときは、「ちょっとお財布を見せていただけますか」と声がけして、プライドを傷つけないように小銭があることを教える場合があります。若年性のアルツハイマー病にかかった知り合いの方は、いつも大量の小銭をタンスに隠していました。買い物をするときお札で出していたので、小銭がたくさんお財布に貯まってしまうからなのです。

日頃から、頭の体操のために暗算することをお勧めします。買い物のときはレジでおつりの間違いがないかしっかりチェックしましょう。嫌な客と思われても、つり銭の間違いはすぐに指摘しましょう。それが認知症予防につながるのです。

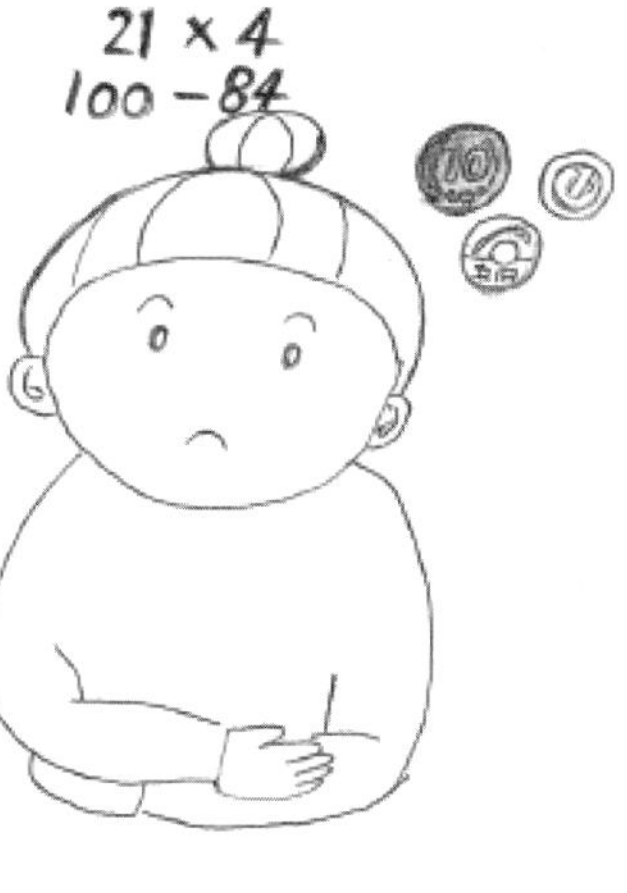

## け

# 健康長寿、健康増進、健康づくり

人生百年時代と言いますが、日本人の平均寿命はいくつでしょうか。平成三十年の日本人の平均寿命は、男性が約八十一歳で女性が約八十七歳で、いずれも過去最高となりました。毎年、過去最高を更新しています。ごく平均的な女性でも九十歳人生を全うすることができます。しかし、病気や介護状態ではない健康寿命となるとそういうわけにはいきません。平成二十八年の健康寿命は男性が約七十二歳、女性が約七十五歳です。十五年前に比較して二歳以上延伸しているとはいえ、まだ七十歳の前半です。十年以上病気や障害を抱えて生活することが強いられます。現在、長寿を実現している日本では健康長寿が目標となっています。しかし、死と同様に「老い」は、確実にやってくる避けられないものです。日本老年医学会では、加齢に伴う虚弱状態を「フレイル」と定義しました。体の衰え(老衰)はいずれ確実に訪れるものですが、それがいつかは個人差があります。その人の環境や身体的、精神的、社会的要因などで大きく変わってくるのです。

健康長寿を実現するためには、健康づくり運動で健康増進することが大切になります。

二十一世紀の国民健康づくり運動が健康日本21です。健康日本21は、栄養・食生活、身体活動・運動、休養・心の健康、たばこ、アルコール、歯の健康、糖尿病、循環器病、がんの九分野があります。平成十二年から二十四年までは、「壮年期死亡の減少」と「健康寿命の延伸」の実現、平成二十五年からの第二次は「健康寿命の延伸」と「健康格差の縮小」を目的としています。それまでの国民健康づくり運動と大きく異なるのは、各項目の現状値から目標値を設定し数値で表現している点です。そのため、実現できたかどうかは数値目標をクリアしたかどうかではっきりします。達成状況から問題点を容易に抽出することも可能です。さて、日本人は目標達成できるのでしょうか。

日本人全体で健康づくりを日頃から心がけて健康的な生活を送ることで、健康長寿が実現可能となります。新型コロナ禍後の新しい生活様式のなかで、健康的なライフスタイルを身につけましょう。

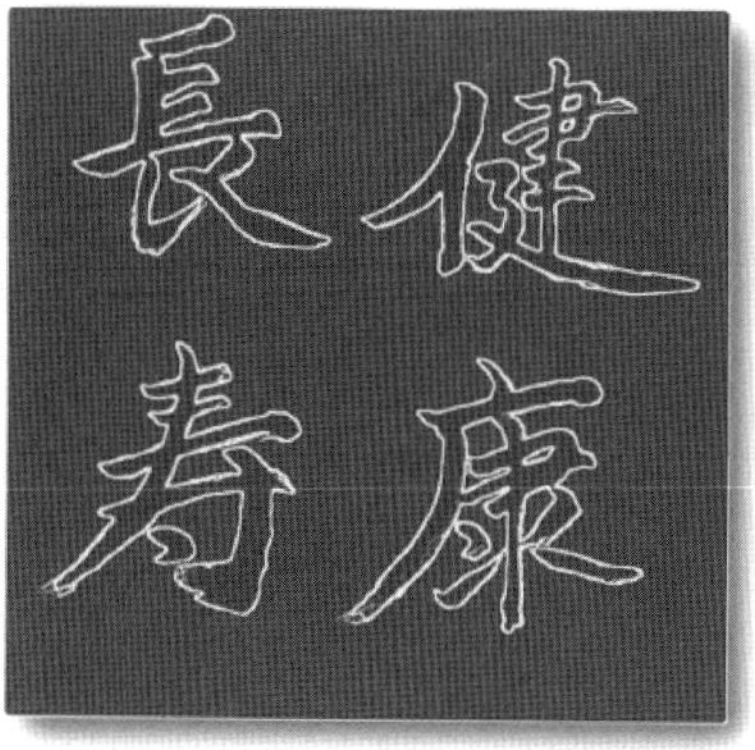

## こ 孤立しないで公民館で交流会

最近、皆さんは人とのおつきあいを大切にしていますか。人と会話したりして交流を持つことは、それだけで生きる活力になります。しかし、年を取るにつれて次第に人づきあいの機会が減ってきてしまいます。

平成三十年の調査によると、一人暮らしの高齢者世帯は六百八十三万世帯になります。これは、六十五歳以上の世帯人員十八・五％にあたります。最も多い高齢者世帯は夫婦のみの世帯で、八百四万世帯です。夫婦二人で仲良く元気でいいと言ってはおられず、どちらか一方の介護をしている老老介護世帯も多いと考えられます。一人暮らしも老老介護も話し相手がいないために、孤独になりうつ状態になることもあります。家に閉じこもりがちになり、ますます孤立して孤独な生活を送ることになります。

そんなときに頼りになるのが、地域包括支援センターです。ここでは市町村から委託を受け、高齢者対象の介護予防ケアマネジメントや総合相談、権利擁護などを担っています。市町村の高齢福祉課では、介護状態になる前のフレイル状態の高齢者対象に要介護にならないための予防として地域支援事業を地域の公民館やコミュニティセンターなどで行っています。地域支援事業には、総合事業として、介護予防・生活支援サービス事業である訪問型サービス、通所型サービス、その他の生活支援サービス、介護予防ケアマネジメントがあります。その中でも通所型は閉じこもりを防止し、高齢者同士の仲間を作り交流することができますので、お勧めです。しかし、なかなか外出できない人もいます。運転免許も返納して、送迎してくれる家族はいないし、足が弱っているので公民館まで歩いて行けない、それに加えて自転車は転倒が危険なので処分してしまったという人たちです。そのような場合、利用できるのがデマンドタクシーです。デマンドタクシーは、予め利用する時間と乗車する場所を伝えて利用するものです。市町村が補助金を出して、タクシー会社が運営している形が多いので、料金は格安になっています。乗り合いで利用する場合もあります。

高齢者が家に閉じこもって孤立することは認知症や孤独死の危険があります。新型コロナ感染に注意しながら公民館で行われている活動に参加してみませんか。

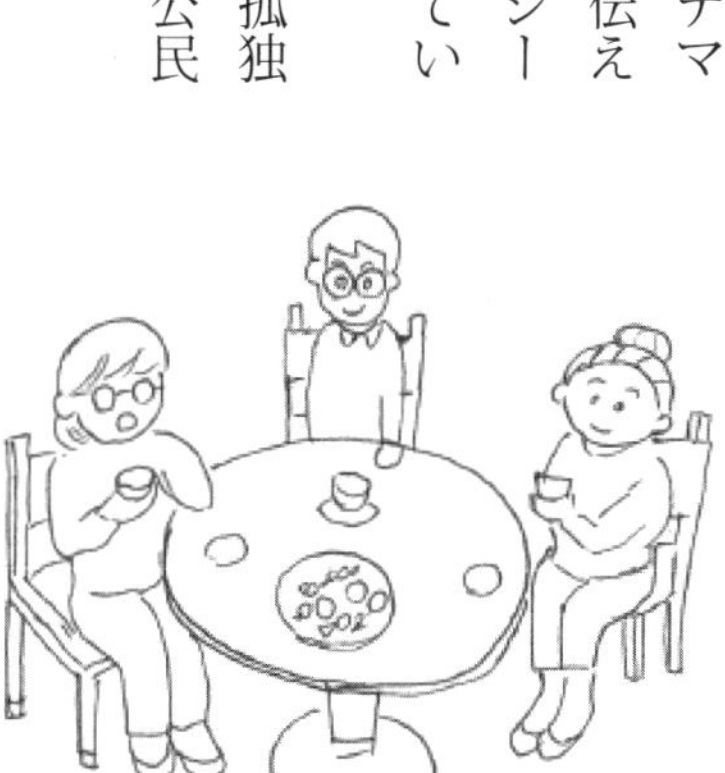

## コラム「肉を切らせて骨を断つ」

自分の肉を切らせて敵の気持ちが緩んだ隙にそれ以上の打撃である骨を切るという捨て身の戦いの手法のことであり、それだけの覚悟があるという意味です。何事でも本気になって取り組むことは大切です。たとえば、スポーツジムで行う筋トレは本当に厳しく、自分自身の弱さとの戦いになります。一番大切なことは「継続する」ことです。しかし、肉を切るような無理をすると肉離れを起こしたり、筋肉痛が長く続いたりしてお勧めできません。体力を温存して無理せずに長く続けることが良いでしょう。体をいたわり、足腰がガタガタにならないように筋肉も骨も大切にして下さい。

筋肉の修復にはたんぱく質、骨にはカルシウムが必要です。肉には肉、骨には骨と思いがちですが、たんぱく質は、肉ばかりでなく、魚や乳製品、大豆製品にも多く含まれています。カルシウムも小魚の他に乳製品、大豆製品、小松菜やチンゲンサイなどの野菜や海草類にも含まれています。

特に、閉経後の女性は骨がもろくなる骨粗鬆症になりやすいのです。そのため若いときから十分なカルシウムを取って骨を丈夫にしておく必要があります。肥満は良くありませんが、過度なダイエットは大敵です。年を取って骨がもろくなると、骨折しやすくなり、歩行障害や寝たきりの原因となります。

身体を形作る骨や筋肉はとても大切なものです。栄養を取って適度に運動し、疲労回復に十分な休養をとることが良いでしょう。ぜひ覚悟を決めて筋トレに取り組みましょう。

## コラム「無病息災」

全く病気をしないで健康を願うときに使う言葉です。しかし、全く病気をしない人はいませんので、「一病息災」や「有病息災」の言葉が使われることもあります。WHO（世界保健機関）の健康の定義は、「精神的、身体的、社会的に良い状態（ウェル・ビーイング)」です。この場合、病気や障害を持っているかどうかはあまり重要ではないのです。しかし、やはり病気がないことが健康につながるのは確かです。特に、高血圧や糖尿病などの生活習慣病は予防できますので、子どもの時から良い生活習慣を意識することは大切なことです。特に、高血圧予防の減塩は小さい頃から薄味に慣れることが大切です。高齢になってから、味の薄い料理を出されると食欲が落ちる方がいます。小さい頃は鋭敏だった味覚も低下して、何を食べても薄味に感じるようになります。そして食欲低下がフレイルを招くのです。

また、日本では食事や運動が関係する糖尿病になる人が増加しています。糖尿病は太っている人がなるというのは間違いです。やせている人も要注意です。やせているから大丈夫だと過信していて、知らぬ間に糖尿病になっていることもあります。糖尿病網膜症で失明寸前に糖尿病にかかっていたことに気づくのんびり屋さんもいます。

高血圧や糖尿病などの基礎疾患がある人や喫煙者は、新型コロナウイルス感染で重症化しやすいことが分かっています。このような時代だからこそ、生活習慣病を予防する運動・栄養・休養の健康づくりがとても大切なのです。

# さ

# 魚の油はサバやサンマの青魚

お魚とお肉ではどちらが好きですか。どちらも大切な蛋白源ですが、魚の油には、ＤＨＡ（ドコサヘキサエン酸）とＥＰＡ（エイコサペンタエン酸）が豊富です。ＤＨＡはオメガ３系列の多価不飽和脂肪酸で、特に青魚の頭部に多く含まれています。ＥＰＡは昭和四十年頃にエスキモーの健康調査をして発見されました。エスキモーはアザラシや青魚が主食で野菜を食べることがあまりありませんでした。野菜を食べなくても健康である秘訣は何かと調べたところ、血中のＥＰＡ濃度が他の民族と比較して比べものにならないほど高いことが分かりました。そこから、ＥＰＡの研究が始まり、血液をさらさらにする効能があることが発見されました。ＥＰＡはＤＨＡと同じ多価不飽和脂肪酸であり、動脈硬化の予防など良く似た効果がありますが、それぞれの特徴があります。ＤＨＡはコレステロールの減少、ＥＰＡは中性脂肪の減少に特に効果があります。また、ＤＨＡは脳まで到達し、認知症の予防にも効果があると報告されています。子どもに魚を食べさせて頭を良くするなんて話もＤＨＡの効果でしょうか。「サカナ、サカナ、サカナ、魚を食べると、アタマ、

アタマ、アタマ、頭が良くなる」という歌がスーパーの魚売り場から聞こえてきました。

さて、その青魚ですが、どのようなものが含まれるのでしょうか。サバやサンマ、アジのように、背中が青くて赤身の魚のことを青魚と言います。サケはサーモンピンクで赤く見えますが、実は白身魚です。食べているプランクトンの色で赤くなっているだけなので、残念ながら青魚ではないのです。サワラ、ブリ、イワシは青魚です。サバは、身が柔らかで塩焼きや味噌煮が美味しいです。秋はサンマの美味しい季節です。しかし、最近はサンマもあまり捕れなくなって高くなっています。「さんま、さんま、さんま苦いか塩つぱいか」とあるのは佐藤春夫作「秋刀魚の歌」でした。もの悲しい詩ですが、青魚であるサンマを食べることはいずれにしても健康には良いでしょう。最近はサンマをフライパンで焼くと楽です。

それでも魚を焼くのが難しい人には、サバ缶がお勧めです。サバ缶を使ったレシピもたくさん出ています。青魚の魚油で動脈硬化や認知症を予防しましょう。

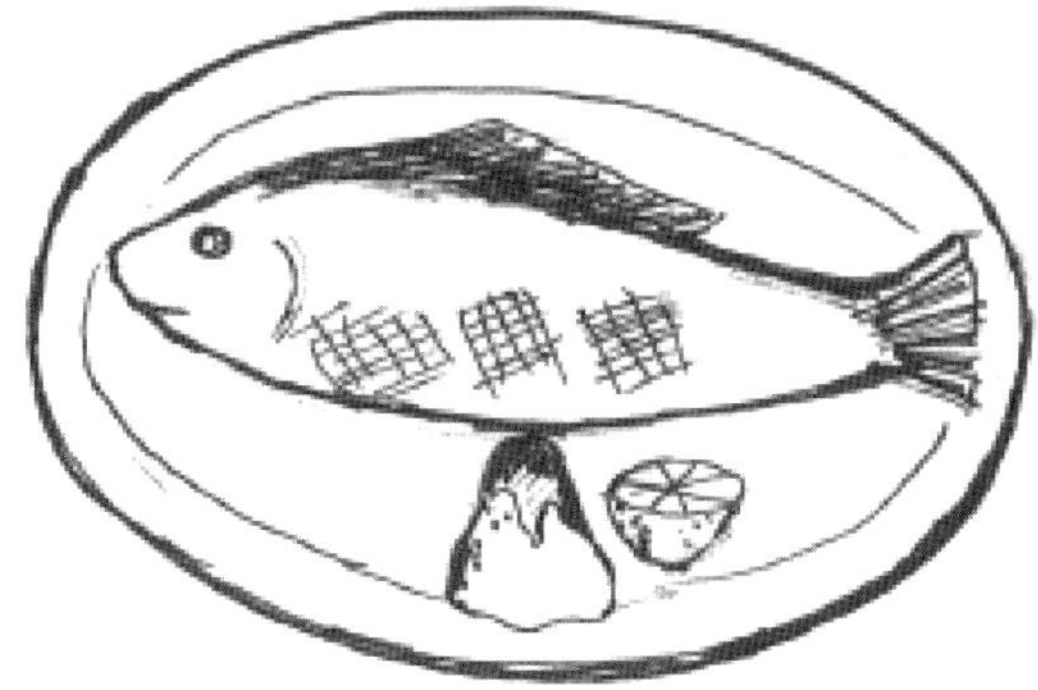

## し　シニアカフェでしっかり学んで幸せづくり

「シニアカフェ」をご存じですか。

日本食生活協会は「シニアカフェ」を推進しています。「シニアカフェ」とは、食生活改善推進員協議会が主催する運動と栄養を取り入れた健康教室です。ラジオ体操と認知症予防の頭の体操をやってから、「フレイル予防」や「認知症予防」の講話を聞き、お茶を飲みながら交流会を行うものです。お茶のお供に食生活改善推進員（通称：ヘルスメイト）が手作りした簡単ちょい足しメニューが提供されます。「シニアカフェ」の特徴は、参加者を募るのではなくて、予め活動している老人会やお達者サロンに出前講座に出向くものです。既存のグループなので周りとは顔なじみですぐに打ち解けます。緊張感がほぐれてリラックスして参加することが大切です。また、一方的な講話は長くても二十分までが限界です。対話式にして質問を受けたり、和やかに自分の話をしてもらったりすることが幸せづくりにつながります。

先日は、M町のY地区のお達者クラブに出前講座に行きました。参加者の中には、一人暮らしの九十歳の女性の方がいました。ここに月に一回元気に出てこられることを目標に毎日頑張っているそうです。この会を通じてお友達ができたので、毎日、家に寄ってくれる人もいます。「生存確認よ」と言って笑っていました。「人生終わりよければすべてよし」昔、亡くなったご主人にはずいぶん苦労をかけられたとか。

同じカフェでも、認知症カフェは「オレンジカフェ」と言います。また、がん患者さんのサポートをする「まちなかメディカルカフェ」もあります。それぞれ、病気を抱えた人たちやそのご家族との相談などの支援をしています。それよりも何より、同じ病気の人たちと交流できることはいいことです。「カフェ」と言っても喫茶店ではなく、その目的は交流の場の提供です。一杯のコーヒーとクッキーで一息ついてみませんか。

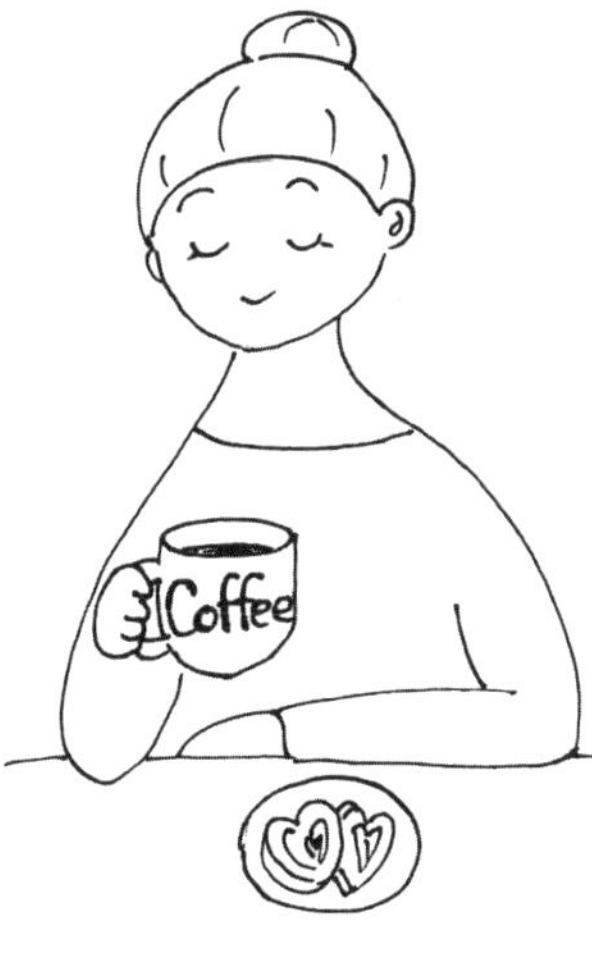

## す

# ストレスなくして、すっきり睡眠すやすやと

眠りで十分な休養を取れていますか。国立長寿医療研究センターの調査では、老年期うつ評価尺度十五項目を使用しています。十五点満点で五点以上がうつ傾向、十点以上がうつ状態とされています。身体的フレイルにうつ傾向が伴う場合を心理的フレイルと定義しています。国立長寿医療研究センターの研究によると心理的フレイルは六十五歳以上の高齢者の約三・五％に存在すると報告されています。三・五％は決して多くはないとはいえ、心理的フレイルがあると外出などの日常活動を低下させます。

不眠を伴う老年期うつの原因としてあげられるのが、仕事を辞めた空虚感、子どもたちが結婚して独立してしまったことの寂しさ、配偶者の死の絶望感、自分自身の体力の衰えや健康問題、がんなどの病気の診断、老老介護の疲労です。

私の知り合いの方は、運転免許を八十歳で返納したために仕事ができなくなって、うつ状態になり、夜眠れなくなってしまいました。五十代で奥さんに乳がんで先立たれ、息子さん二人は近県に家庭や仕事を持って住んでいます。一人暮らしの上、仕事がなくなって

すっかり寂しくなってしまいました。外出もせず閉じこもり夜は眠れず、息子さんに夜中に毎日電話をかけるようになりました。夜中の電話での様子がおかしいので精神科を受診することとなりました。実は、精神科に受診する前に近所の内科で不眠に短時間型抗不安薬が処方されていました。高齢者のうつ状態には抗不安薬より抗うつ薬の方が効果的です。しかし抗不安薬に対する依存が強く、切り替えのためには入院が必要となりました。薬の切り替えがすむとすっかり以前の穏やかな顔に戻り、今は朝早く起きてストレス解消に一時間散歩をしているそうです。そして一日一回、お昼休みに息子さんから電話がかかってくるようになりました。近所のお友達のところへ出かけることもあります。昼間の活動量が増えたおかげで夜もすやすや眠れるようになったそうです。薬に頼らない健やかな眠りは本当に大切です。

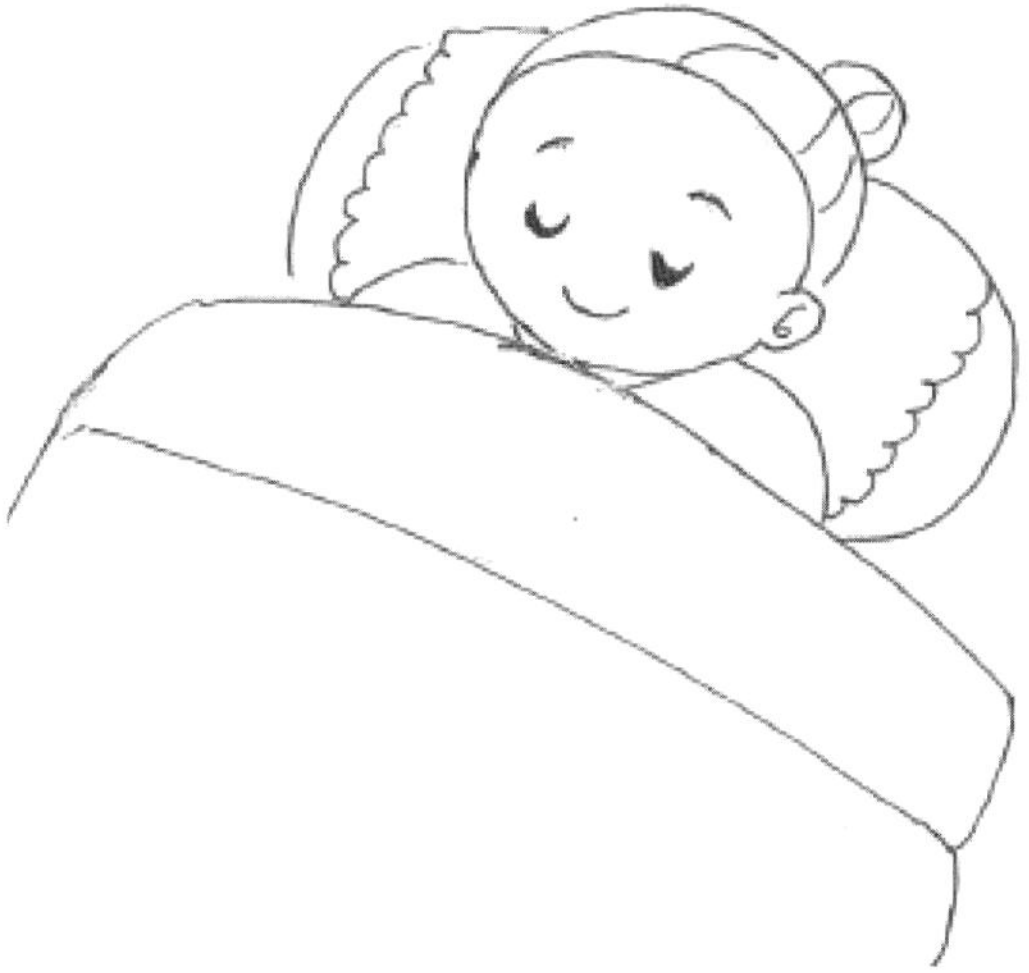

せ

# 整理整頓、清潔な生活習慣

物が捨てられなくて困っていませんか。年を取るとだんだん整理整頓も面倒になり、家の中に物が散乱している状態、いわゆるゴミ屋敷になってしまいます。ゴミ屋敷は不衛生で近所迷惑になりかねません。

そこで、思い出の品は最小限にして、断捨離してみませんか。部屋の中を整理整頓して不要品を片付けてさっぱりすると心も体も軽くなります。部屋の掃除をして、空気を入れ換えることでハウスダストの中のダニも少なくなり、アレルギーからも解放されます。アレルギーは子どもだけでなく高齢者にとっても厄介で、喘息や鼻炎、皮膚炎が悪化する場合があります。環境を衛生的にするだけでもアレルギーを改善できるのです。

清潔な生活習慣もとても大切です。特に、手洗いは多くの感染症を予防します。感染拡大している新型コロナウイルスや冬場に毎年流行するインフルエンザは高齢者がかかると重篤な肺炎を合併して命に関わる病気です。インフルエンザは予防接種で予防できますが、新型の場合はワクチンがありません。そのため日常的に手洗いをすることが大切です。さらに、こまめにアルコールで手指消毒をすることでよりウイルスを除去することができます。

新型コロナウイルスは、換気の悪い密閉された空間で感染を拡大します。空気中のウイルスは三時間生存します。家族内感染も多いので部屋は清潔に保つことが必須です。感染が流行しているときは、触ることが多いドアノブや食卓はこまめにアルコールで消毒した方が良いでしょう。高齢者の重症化率や致命率が高いため、世界的に多くのお年寄りが犠牲になっています。

高齢者がいつまでも元気に生活していくためには部屋を掃除して衛生状態を良好に保ち、アレルギー性やウイルス性の疾患にかからないことが大切です。予防のためのマスクも感染症流行時には品切れになりますので、手作りするのもいいですね。

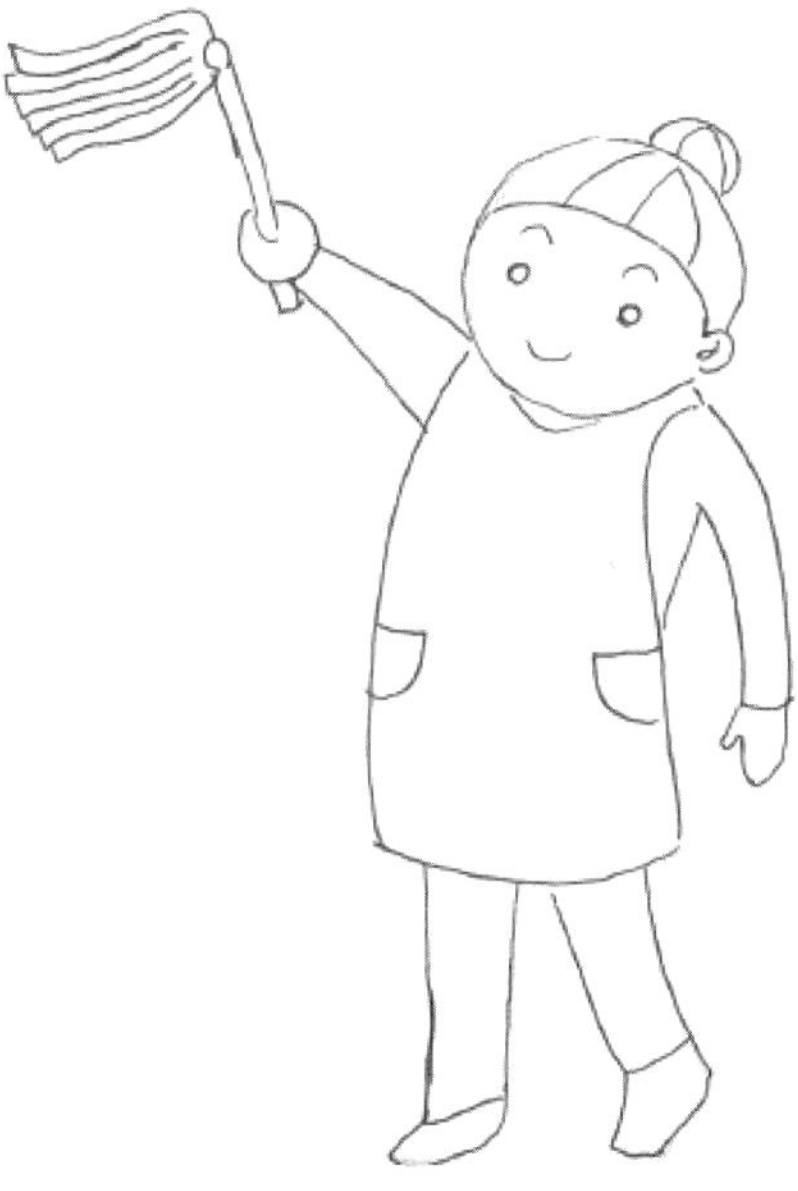

## そ

# 速歩、速読、即戦力

ウォーキングは高齢者にとって最適な有酸素運動です。しかし、ただのんびり歩いていては運動にはならないのです。たとえば犬の散歩を朝夕しているから運動になっているかというとそうはいかないのです。外出することはいいことですが、犬の散歩は運動としては不向きなのです。ウォーキングは、そもそも腕を大きく振り、歩幅も大きく、早足で歩かなければ意味がありません。あごを引いて背筋を伸ばして、ひじは九十度を目安に曲げて下さい。良い姿勢でリズミカルにウォーキングすると効果的です。膝はなるべく伸ばして、歩幅は身長から百センチメートル引いたくらいがいいでしょう。たとえば、百五十センチメートルの身長の人の歩幅は、五十センチメートルということです。普通より早足で歩く、速歩が効果的です。一分間に百歩を目指して下さい。軽く汗ばむ程度で、息は多少苦しくとも会話ができるというスピードが最適です。ウォーキングの効能は、心肺機能を高めて運動能力を高めるだけでなく、脳神経の活性化を促し、その働きを改善すると報告されています。つまり、認知症予防にもいいのです。

さらに、認知症予防の即戦力は速読です。一分間に何文字音読できるかなるべく早く声を出して読むトレーニングをして下さい。毎日読む新聞のコラムを音読することをお勧めします。音読は脳を活性化します。一分間に四百文字は読みましょう。がんばれば六百文字も読めるようになります。読書が趣味でも通常は黙読ですので、活性化は期待できません。意味を取りながらもなるべく早口で読むのがいいのです。オーラルディアドコキネシスは口腔機能検査です。一秒間にパを何回言えるかを検査します。タとカもやります。

毎日、新聞のコラムを速読で音読していれば口腔機能も向上します。認知症にならないためにも速読、速歩を心がけましょう。頭の回転も良くなり、難解な脳トレもすらすらできてしまうことでしょう。年を取っても社会の中で即戦力になることは確実です。

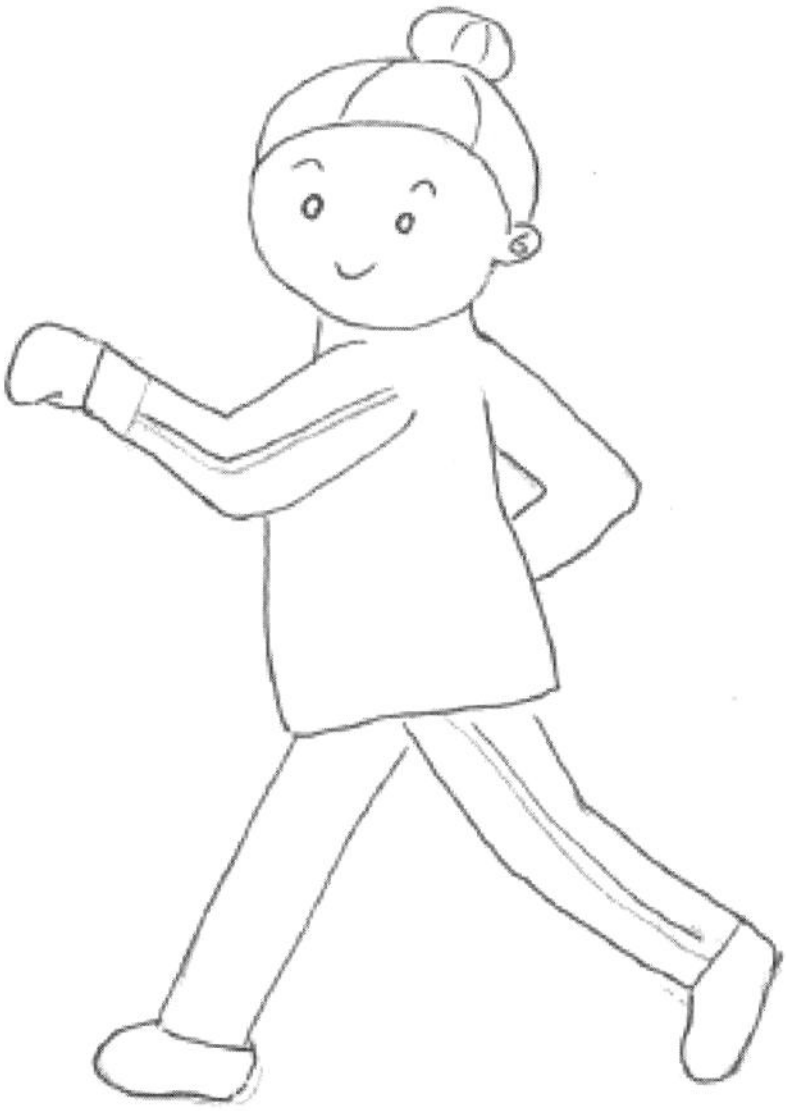

## コラム「身から出たさび」

自分の犯した事により自分自身が苦しむ結果になってしまうことをたとえたものです。刀のさびのことだと言いますが、さびとは何でしょうか。さびとは金属が酸素や水分などと酸化還元反応を起こして生じる腐食した状態だそうです。鉄は赤いさび、銅には青いさびが出ます。「体がさびる」という表現がありますが、体のさびとは何でしょうか。年を取ると体のさびが増えてくるものです。身から出るとしたら、酸化ストレスによる動脈硬化もさびといえるでしょう。動脈硬化は様々な生活習慣病を引き起こすものです。その代表が高血圧、脳梗塞、心筋梗塞です。

動脈硬化を進行させる最大の原因は喫煙です。喫煙者の血管は詰まりやすく、足の血管が詰まると歩行障害が出ることがあります。長時間歩くことができなくて、ときどき休みながら歩くことを間歇性跛行と言います。これは、ヘビースモーカーの人の特徴です。肥満や糖尿病も動脈硬化の原因となります。暴飲暴食などの悪い食生活が原因となりますので、喫煙と同様に、やはり、「身から出たさび」ということでしょうか。動脈硬化を予防するには、魚油が良いと報告されています。ただし、取り過ぎは良くありません。「身から出たさび」を取り除くには、禁煙をして常にバランスを考えた食事をすることが大切です。飲酒も節度を持って、たしなむ程度が良いでしょう。飲酒運転や暴力行為などの社会悪は飲酒に伴うことが多いものです。くれぐれも節酒に心がけて下さい。

## コラム「寝る子は育つ」

良く眠る子は、健康ですくすく成長するという意味のことわざです。身長が高い若者に「どうして身長が伸びたのか」と尋ねたところ、「中学生の頃によく寝ていた」と答えが返ってきました。そういえば、背の低い私は中学生の頃、いつも深夜ラジオに夢中でよく午前3時まで起きていました。それで伸長が止まってしまったのでしょう。成長ホルモンは夜寝ている間に放出されるといいます。子どもに限らず、すこやかな睡眠は健康につながります。しかし、睡眠にこだわるあまり、副作用がある睡眠薬を常用するのは良くありません。

健康的な睡眠時間は6時間から8時間と言われています。午後9時に寝る人は、午前3時でもう6時間の睡眠がとれています。従って、不眠症ではないのです。しかし、8時間眠りたいと睡眠薬をお願いされることがあります。その場合、昼間の活動量をあげるように指導します。また、コーヒー、濃い緑茶などカフェインの強い飲み物を夕方以降に飲んでいることがあります。それをやめるだけでも良く眠れるものです。ましてや、喫煙などもってのほかです。

また気分爽快な目覚めのためには、深い眠りにつくことが大切です。いわゆるノンレム睡眠です。レム睡眠は、眼球が動いており夢を見ている状態ですが、ノンレム睡眠は夢を見ていないとても深い眠りです。一晩で繰り返されますが、睡眠の専門家に伺ったところ、ノンレム睡眠がたった2時間でもとれれば朝の目覚めが良いそうです。

た

# たんぱく質、玉子、大豆をちょっと足し算

筋肉が減少するサルコペニアはフレイルの危険信号です。筋肉が減少しないように予防するには良質のたんぱく質を取ることが一番大切です。良質なたんぱく質は、お魚や大豆から取ることもできますが、動物性のたんぱく質が手軽に取れるお肉を食べましょう。固くて苦手な方は、ひき肉や薄切りの牛肉や豚肉、軟らかい鶏肉を使って、食べやすい料理を工夫するのもいいでしょう。

フレイル予防には筋肉量を維持することが必要です。高齢者に必要な一日のたんぱく質量は男性六十グラム、女性五十グラムです。年を取ると主食と副菜が増え、たんぱく質を取る主菜が減ってくる傾向があります。そのため、肉、魚、玉子などを意識的に摂取することが求められます。また、加齢により筋肉を作る力が低下するため合成と分解のバランスが崩れて筋肉量が減少してくるのです。そのため良質なたんぱく質合成を構成する必須アミノ酸の補充が必要になります。その中でも、筋肉の保持と合成に関与する分枝鎖アミノ酸（ＢＣＡＡ：バリン・ロイシン・イソロイシン）の効果が高いことが報告されていま

す。ＢＣＡＡは、まぐろ、かつお、鶏肉、牛肉、卵、大豆、チーズなどに多く含まれます。通常の食事に玉子、チーズ、納豆、豆腐などを足して「ちょい足しメニュー」とするのもいいでしょう。さらに、ＢＣＡＡ摂取と運動を同時に行うことで筋肉を維持することができるのです。また、カマンベールチーズが認知症の予防に効果的であると報告されています。少し癖のあるチーズですが、「ちょい足し」にはカマンベールチーズがお勧めです。

たんぱく質が多く含まれる食品の覚え方として、「ぎゅっとちからこぶ」の語呂合わせを覚えて下さい。「ぎゅ：牛肉、と：鶏肉、ち：チーズ、か：かつお、ら：卵黄、こ：高野豆腐、ぶ：ぶた肉」です。中でも、高野豆腐は最もタンパク質量が多いのでそのままガリガリ食べる人もいるそうですが、それでは味気ないので、高野豆腐を使った健康的なレシピも考えてみましょう。

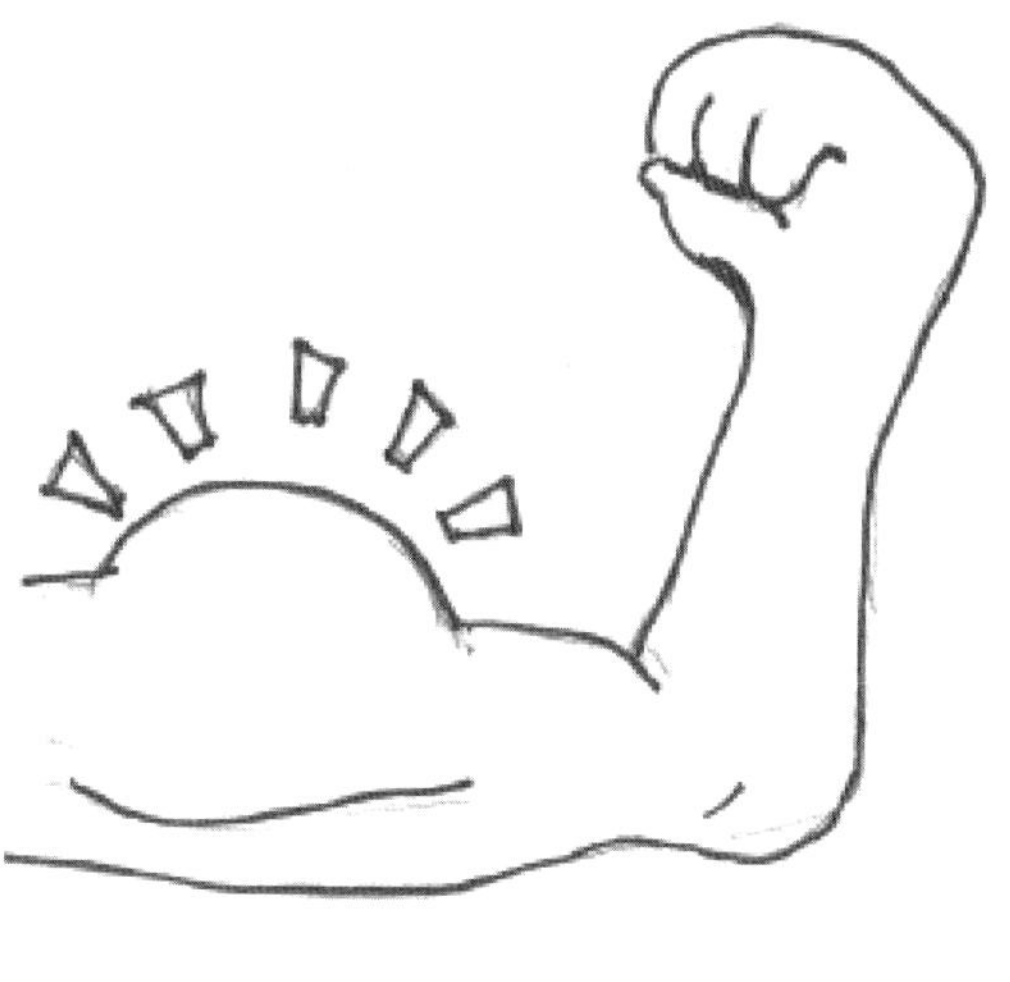

ち

## 知恵は地域の秩序となる

経験を積んで得た知識を若い人に伝えていきましょう。「うば捨て山」の伝説では、お年寄りの素晴らしい知恵で難問を解いて国が救われたことが教訓となり、老人を大切にするようになったそうです。地域の中のお年寄りの力は、本当に頼りになります。小学生の登下校を守るボランティアなどの自治会活動の中心は、定年退職後の六十五歳以上の方々です。地域の秩序は老人の知恵や知識で守られています。

お祭りの御輿や年末の餅つきなど古くから伝わる伝統行事も年長者の経験と知恵で次世代に受け継がれていきます。神事でもある行事を行うことで地域独自の伝統文化が守られます。

ある年齢以上になったら老人を山に捨てるという「うば捨て山」は実際あった話だと思います。しかし、これは現代では高齢者の虐待にあたります。我が国では、平成十八年に高齢者虐待防止法が施行されています。高齢者の虐待の種類は、五つあります。身体的虐待、介護・世話の放棄・放任、心理的虐待、性的虐待、経済的虐待です。児童虐待にはないのが経済的虐待です。経済的虐待とは、高齢者の財産を不当に処分したり、不当に財産上の利益を得たりすることです。たとえば、息子が親の年金を取って勝手に使ってしまったらこれに当たります。このような高齢者の虐待を見逃さないのが、地域包括支援センターの役割です。高齢者の知恵から地域の秩序が生まれるものです。「温故知新」というように昔話から新しい発想がひらめくこともあります。高齢者は尊敬されるべき対象ですので、虐待などとんでもないことです。

高齢者が元気な地区は、住民の健康度が高く、とりわけ子ども達が元気で大きな声で挨拶してくれます。世代間の交流も大切な地域の活性化を促進するでしょう。地域包括ケアシステムは、いろいろな世代の人々が支え合う社会に成り立つものです。

新型コロナウイルス感染が収束しても新しい生活様式が求められます。新しい社会になっても、地域包括ケアシステムは大切なものです。

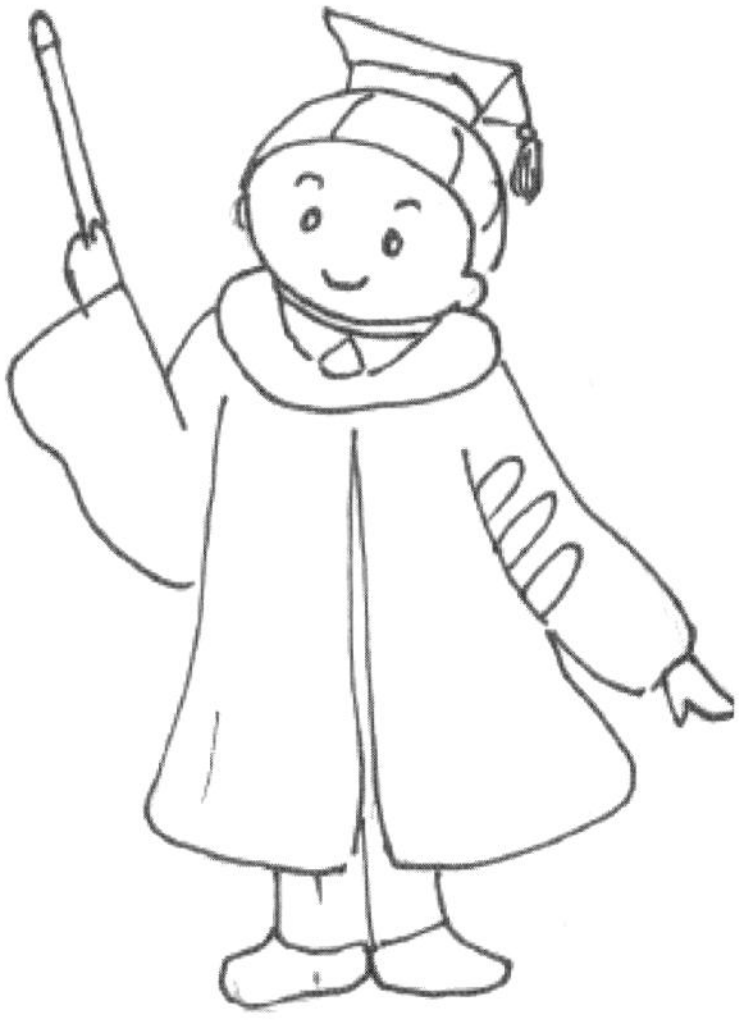

# つ

## つきあい、集い、積み重ね

近所づきあいは面倒なものと思っていませんか。超高齢社会になった現在、近所づきあいはとても大切です。それは、六十五歳以上の高齢者のみの世帯が非常に多くなっているからです。いざというときの備えに隣同士は仲良くしておくことが大切です。それがこれからの地域包括ケアシステムを支えていくものです。

地域包括ケアシステムとは、厚生労働省が令和七年の実現を目標として高齢者の尊厳の保持と自立生活の支援の目的で可能な限り住み慣れた地域で、自分らしい暮らしを人生の最期まで続けることができるよう推進しているサービス体制です。地域包括ケアシステムの中心は「住まい」です。そして、医療、介護、予防、生活支援が一体的に提供される仕組みになっています。この仕組みの実現には、住み慣れた地域の皆さんと長年の集いとその積み重ねが大切になるでしょう。自治会、町内会、老人会といった集会も仕事をしていたら面倒なばかりでなかなか参加できません。しかし、いざ参加してみると、ご近所さんにこんなりっぱな人がいたのかと新たな発見があり、面白いものです。

新年の餅つき会、三月のお花見会、七月の納涼会、十月の秋祭り、十二月のクリスマス会など趣向をこらした集いを経験できる場になっています。このような集まりで欠かせないのがビンゴゲームです。数字がコールされて、縦、横、斜めのマスが揃って開くと「ビンゴ」です。あと一つで揃うときが、「リーチ」です。リーチの人が数人揃うと誰が一番乗りで「ビンゴ」になるかとても盛り上がります。初めて会う人とも一緒に喜んだり残念がったりできて、ぐっと距離が縮まることもあります。

最近増えているのが認知症になった高齢者が家を出たまま帰れなくなってしまうことです。ご近所で顔見知りが増えるとうろうろしているときに声がけにより家に連れて帰ってもらえる利点があります。認知症高齢者の見守りを実現するには、近所づきあいが大切です。一人暮らしの高齢者の場合、孤独死の心配もありますが、一日一回は家に様子を見に来てくれるご近所さんがいれば、体調の悪いことを早期に発見してもらえるでしょう。

さて、アフターコロナでは、どのような近所づきあいが可能か考えてみましょう。

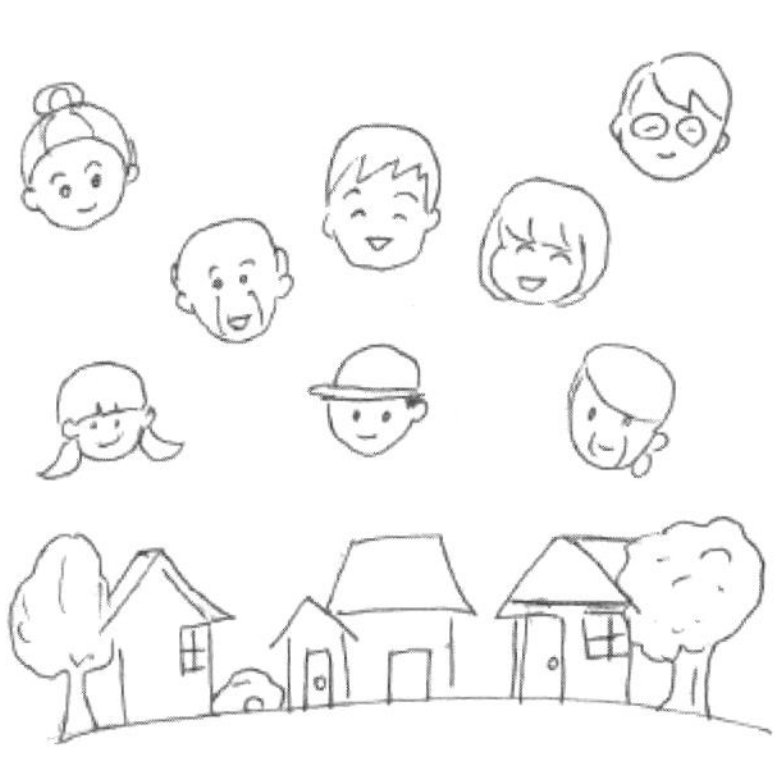

て

## 手作業、手料理、手際良く

昔から、細かい手作業をこなすことで認知機能の衰えを予防すると言われていました。藁をなって縄を作る作業はお年寄りの男の人にとっては、いとも簡単な作業でした。私は、子どもが保育園に通っているときに、こまの紐を藁で作らなければならず、本当に苦労しました。そんなときは、保育園に孫がいるおじいちゃんが器用にやってくれました。手のひらを使っているので、頭の活性化には最適です。最近は自分でしめ縄を作る人も少なくなっています。わらじを作ったりする人もいなくなってしまったのでしょう。私の小さい頃は、わらじづくりの名人がいてよく作ってもらいました。その手のひらの大きさや厚みを覚えています。

認知症予防の鍵は、「脳の活性化」です。最近は、健康麻雀を勧めている自治会もあります。健康麻雀をするときの鉄則は、「お金をかけない」「お酒を飲まない」「たばこを吸わない」だそうです。麻雀というと不健康なイメージがありますが、健康麻雀は指先を使うことと頭を使うことで老化現象の防止に役立つように考えられています。また、いくつになっても勝負事は楽しいものです。お金はかけずに「勝った」「負けた」で楽しく交流するのもいいことです。

また、お料理は認知症の人には大変難しいものです。料理ができなくなったら、認知症が疑われます。お料理の手順や調味料の量などがあやふやになり、尚かつ味覚が衰え、味見をしてもよくわからず醤油、食塩や砂糖をついつい多く入れてしまう傾向があります。料理の細かい手順や量をきちんとレシピにして残しておくといつまでも変わらない美味しい料理を家族のみんなに食べてもらうことができます。年を取ると手際の良さの衰えもありますが、手順に従って少しゆっくりでもレシピ通りの料理を作ることができます。いつまでも家庭の味は残したいものです。

手料理するときに調味料を感覚で覚えていて、適当に入れている人がいます。それではレシピを残せません。軽量カップ、大さじ、小さじを使いましょう。調理用のデジタルスケールも便利です。レシピを作るときは、うす味でお願いします。

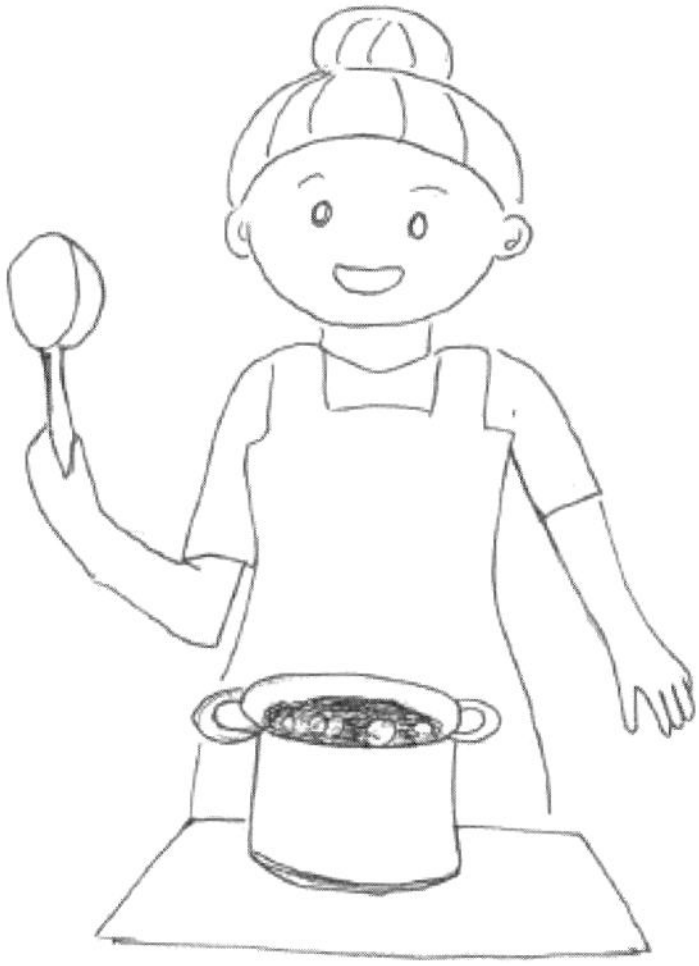

と

# 鶏肉をトマトで煮込み、トロトロに

得意料理はありますか。ここでは、一つレシピを披露しましょう。

鶏肉のもも肉には百グラム中に十九グラムのたんぱく質が含まれています。皮の部分を除くと低脂肪です。また、牛肉や豚肉よりも「ビタミンA」を多く含んでいます。ビタミンAは皮膚や粘膜の健康を守るビタミンです。昔は、栄養失調でビタミンAが不足すると暗いところで目が見えない「夜盲症」いわゆる「とり目」になってしまいました。鶏肉でとり目を予防できるとはとても興味深いです。

トマトは緑黄色野菜の中でも健康にいいと言われています。特にトマトには抗酸化物質のリコピンが含まれており、糖尿病や動脈硬化の予防に最適な食品です。また、リコピンは脂溶性ですので加熱調理しても壊れず、逆に調理した方が吸収率は高まります。従って、トマトをトロトロ煮込んでも十分な効果が得られるのです。タマネギやインゲンなど他の野菜と煮込めばもっと栄養価が上がります。生のトマトとタマネギをおろし金ですりおろして、なべに入れて両面をにんにくとオリーブオイルで焼いた鶏肉と一緒にコンソメスープで二十分から三十分煮込み、最後に塩と黒コショウで味を整えれば、それだけで完成です。バターなど入れないであっさり仕上げるのがこつです。トマトの酸味で塩分を控えることもできます。酸味が強すぎるときは、お砂糖を少量入れて下さい。

煮込み料理は、和食も洋食も割と簡単にできます。冬は体がポカポカ温まり、風邪の予防にもなります。また、トマトと鶏肉は意外に相性が良く、実際にネット検索をしたら、なんと三万五千品もレシピが出てきました。

ミニトマトと鶏肉の焼き鳥も美味しそうです。ミニトマトは焼くことで中身が柔らかくなっていて、中がピュッと出てくるから食べるときは注意して下さい。いずれにしても鶏肉とトマトは、フレイル予防に最適な食材です。いろいろなレシピを試してみるのも良いでしょう。

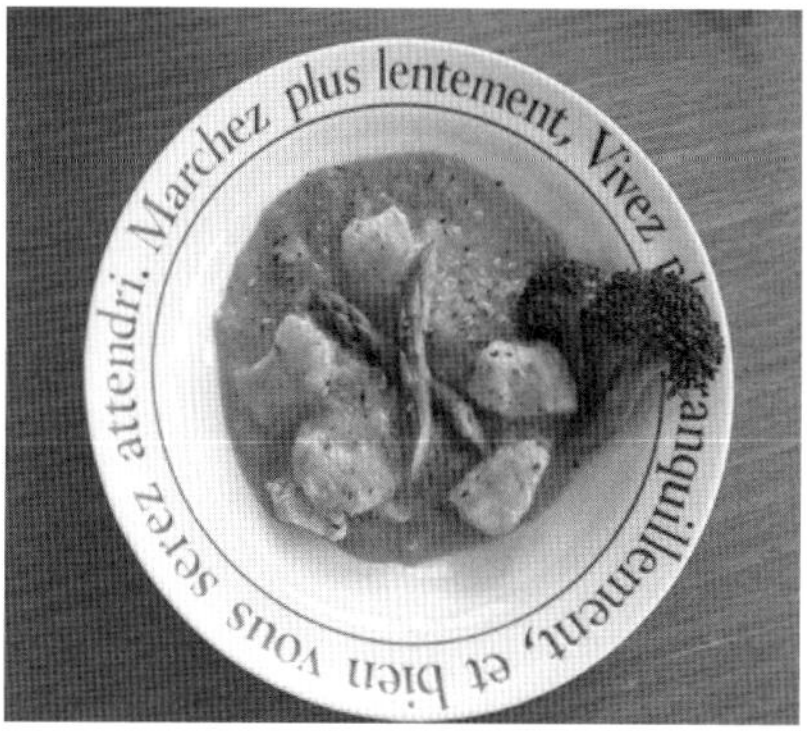


**鶏肉のトマト煮（3人前）**
鶏むね肉 300g（皮なし）
トマト（中）2個
玉ねぎ（中）1個
ニンニク　適量
塩コショウ　適量
バジル　少々
砂糖　小さじ2
小麦粉　小さじ2
つけ合わせの野菜
（ブロッコリー、アスパラガス等）

## コラム「亀の甲より年の功」

長年の経験を尊ぶべきたとえです。甲と功が同じ音だということから並べられていますが、亀の甲のべっ甲は非常に希少価値が高く、かんざし、くし、眼鏡を作ったりしますが非常に高価で、とても簡単には買うことができません。そんなにも高価なべっ甲よりも年齢を重ねた功績は偉大であるということですから、長年の経験は本当に素晴らしいものです。しかし、日々新しくなっている医療の現場では経験に基づく医療行為が古くさいもので現在は行われていないこともあります。そのため、きちんと最新の知識に従って医療を行うことが求められます。常に、根拠に基づく医療（EBM）が大切なのです。

さらに、ただ年を取っていても皆から尊敬される対象にはなれません。例えば、いくら偉大な功績を持つ人でも、年を取って、頑固になり、偏屈でいつも不平不満ばかり言っていては、誰も相手にしてくれません。若い人の意見も聞いて、褒めて、若い人の成長を支えることこそ年長者の使命です。人の意見を聞く柔軟な心をいつまでも持って、懐が広く、穏やかに生活したいものです。

年を取っても常に最新の知識を身につけ、これまでの経験に基づく人格者になれば、誰からも尊敬されることでしょう。そして、認知症になってもにこやかな春の海のような好々爺になりたいものです。いつも眉間にしわを寄せて怒ってばかりいたら、冬の海のような寂しい人生になります。そうならないように穏やかな晩年を送りたいものです。

## コラム「猫の手も借りたい」

手料理、手作業、手仕事をするにも、人手不足で大変忙しいときは猫の手も借りたくなります。しかし、いくら何でも猫の手を借りてできることなどないでしょう。背中をかいてもらってもひっかき傷ができてしまいそうです。背中をかくなら「孫の手」でしょう。孫にはときどき肩をたたいてもらっても良いでしょう。犬は餌を食べるとき必ずお手をしますが、猫はお手もしてくれません。警察犬、麻薬犬、盲導犬、介助犬、救助犬と犬は働き者です。そういえば、「招き猫」というものがありました。座って片方の前足（手）を挙げて人を招く姿をした縁起物の猫の置物です。幸運を招いて商売繁盛は良いのですが、お客さんが来すぎても、余計「猫の手」を借りたくなるでしょう。

猫の手が役立つこともあります。年賀状を書くときに猫の手を借りた人がいました。猫の手にピンクの絵の具を塗って、肉球を桃の花のスタンプに見立てたそうです。さぞや可愛らしい年賀状が出来上がったことでしょう。

また、暇なときは、縁側でひなたぼっこをしながら猫を抱いて肉球をぷにゅぷにゅすると癒されます。猫と一緒に昼寝をしてのんびりとするのも良いでしょう。日々の仕事に疲れたときは、休日をのんびり過ごすことがストレス解消となり、休養も大切であることを教えてくれます。しかし、忙しいときよりゆったりまったりとした暇なときの方が猫の手を借りたいとは、なんとも皮肉なことわざです。

な

## 仲間をつくり、仲良く和やかに

仲間と友達は明らかに違うと思いませんか。友達は遠くにいてもいつまでもお友達です。しかし、仲間となるとそうはいきません。やはり、近くにいて共通の志で集まれる人々です。たとえば、同じ趣味や習い事の仲間です。

私は現在三つの別グループの仲間がいます。一つは、M町食生活改善推進員（通称：ヘルスメイト）の仲間です。「私達の健康は私達の手で」をスローガンに、日本食生活協会の指導を受けて、地域住民の食生活を良くするような活動を行う市町村単位のボランティア団体です。私は、平成十三年に養成講座を受けてその一年後から本員となりました。従って、もはや十八年に及びます。当時、私は大学の公衆衛生学講座に籍を置き、就学前の娘の子育てをしていました。その後、何度か養成講座が開催され、新しい仲間も加わりましたが、辞めていく仲間もいて、常に二十名〜二十五名のメンバーです。プライベートのことはほとんど分からないけれども、年二回ほど慰労会や新年会と称した昼食会があり、とても楽しい仲間です。二つ目は、娘が小学校低学年から始めている英会話教室の仲間です。

この十五年間に、外国人講師は覚えているだけでも十人くらい変わりました。メンバーも一人になったり、六人になったり入れ替わり立ち替わりでしたが、今は三〜四人になりました。英会話の中で私生活が分かりますが、すべてを話すわけではなくニュースの話題や最近行った旅行や読んだ本の話などが中心になります。「ステイホーム」では自宅でのオンライン英会話になりました。三つ目は、社交ダンスの仲間です。同じダンススタジオに通い、発表会でお互いのダンスを見る仲間です。これも十年続く仲間です。仲間とは仲良く和やかに会話できますが、けんかするほどはお互いを知らないことは少し寂しい気持ちにもなります。しかし、全く異なる環境の仲間との会話は気分転換になり、単調な生活の繰り返しの中で大きな学びを生み、大切にしたいと思います。会を越えて個人的に食事をしたりして、お友達になることもあります。社会に出てからの友達は、貴重な存在です。

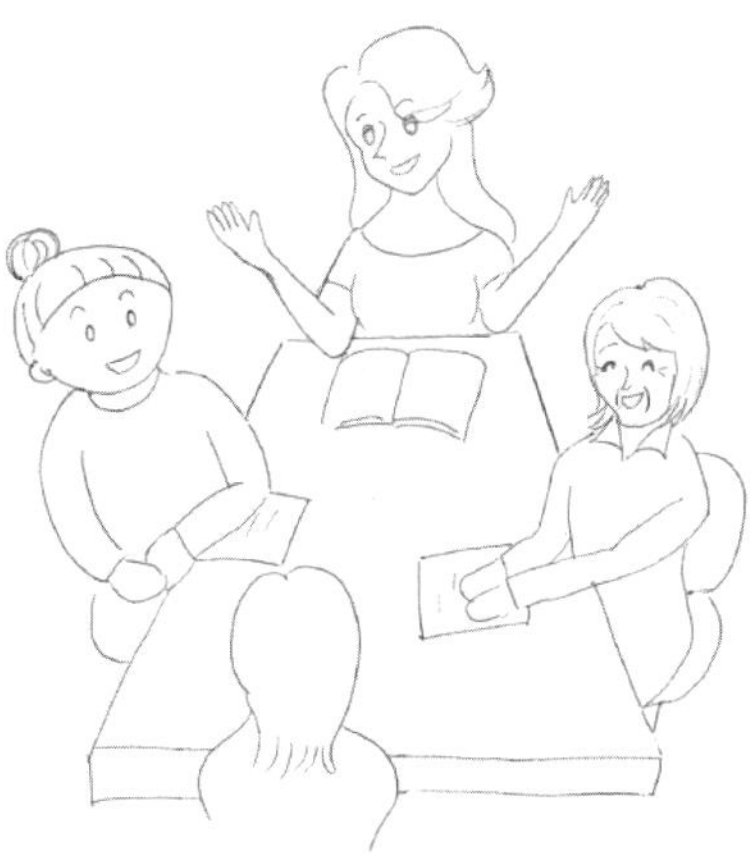

に

## 日光を浴びてにこにこ日内リズム

　私たちは一定のリズムで生活していることをご存じですか。人が営む一日の生活・生理活動には日内リズムがあります。どの動物にも一日の睡眠と覚醒のリズムが存在し、夜行性や昼行性といったその動物に特有のリズムがあるものです。そして、それは内分泌の代謝で制御されています。人は昼行性であり、昼夜逆転の生活は、心身に悪い影響をもたらします。夜勤や徹夜が続くと抑うつ症状が現れることがあります。

　睡眠・覚醒、摂食、代謝、生理など基本的生命現象には一日を一周期とするリズムがあります。これを概日リズム（サーカディアンリズム）と言います。このリズムは、メラトニンによって支配されています。このメラトニンは、朝、太陽の光を浴びることと日中の活動性を高めることで夜間の分泌が昂進すると報告されています。若者に多い不眠に概日リズム睡眠障害があります。夜中にコンビニエンスストアなどの明るい場所に行くと日内リズムが正常に機能しなくなります。メラトニンは夜間の入眠と睡眠の質を高める重要な働きをしていますが、夜間の光暴露によってその分泌が抑制されてしまうのです。夜間のメラトニン分泌の活性化のためには、朝日を浴びて朝ご飯をしっかり食べることです。朝食のメニューとしては、ご飯、納豆、アジの開きといった和食が最適だそうです。朝食でのタンパク質の摂取が大切になります。

とにかく、朝目覚めたら、カーテンを開けて日光を部屋に取り込みましょう。まぶしいくらいの光が差し込むことで、朝食も食べられるようになります。そして、日中は元気に活動できるのです。日本人のビタミンDは慢性的に不足していると言います。それだからこそ、日光を浴びることでビタミンDが生合成されて骨のカルシウムもより強くなります。しかし、強い太陽の光を浴びすぎると有害な紫外線で皮膚が赤く炎症を起こします。このような日焼けは皮膚の老化を促進し皮膚がんの原因にもなりますので、日光浴もほどほどが大切です。

日光の紫外線は皮膚にとっては有害でも、殺菌効果は期待できます。天日にさらすと細菌が死滅することがわかっています。洗濯物や布団やまな板も日光に当てると良い効果があります。

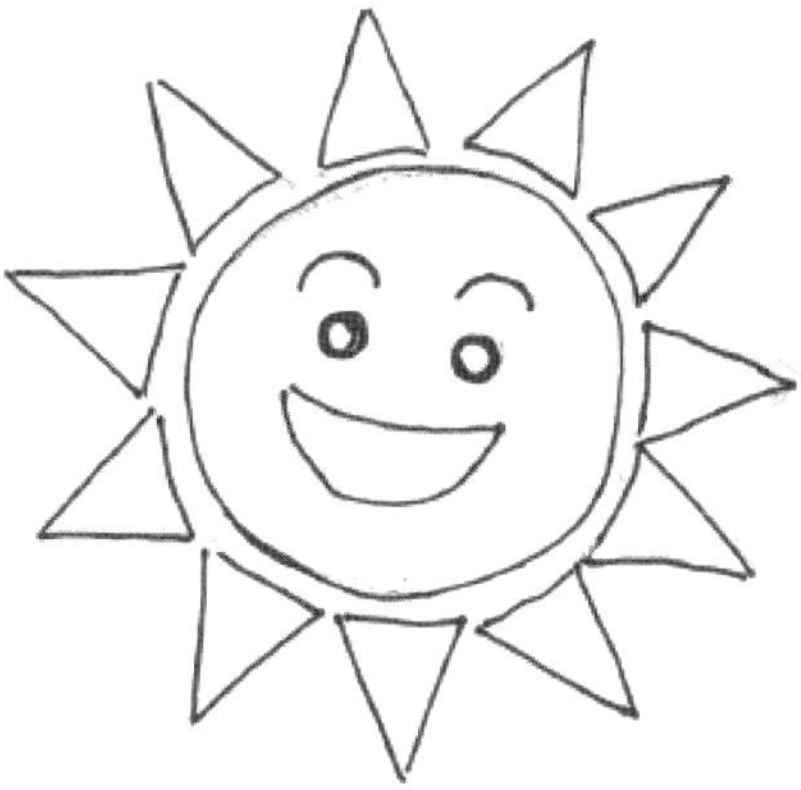

## ぬ

# ぬるめのお湯でぬくもりぬくぬくと

お風呂は一日の疲れを取ってくれます。ただし熱いお湯はあまり健康には良くありません。熱いお風呂に入ると急激に血流が増加して、血管に負担がかかり、心臓や脳の循環機能に異常を来す可能性があります。ぬるめのお湯にゆっくりつかることが健康に良く疲れもとれることでしょう。さて、最適な温度はどのくらいでしょうか。三十八度から四十度のお湯は熱すぎず、香りの良い入浴剤を入れて長時間つかるのが良いでしょう。入浴剤は体の芯から温める効果があります。長時間と言ってもあまり長いとかえって体に悪いことになります。お湯につかっている時間は十五分以内がいいようです。お風呂にゆっくりつかると筋肉疲労もとれて、体が楽になります。また、ぬるめのお湯は、ストレスからくるイライラを改善する精神安定作用があります。そのため不眠症の改善にも効果的です。

特に冬場は、寒さで血液循環が悪くなっています。お風呂につかって血液循環が改善すると末梢血管に血液が行き渡り、冷え性が解消されます。手足の冷たさが、不眠の原因ともなります。体が温まってからお布団の中に入れば、体のぬくもりが広がってぬくぬくして、眠りにつくことができます。

高齢者の不眠は、意外に多いものです。日中の活動が少ないことも原因になりますが、高血圧や糖尿病の生活習慣病も不眠の原因となります。また、八時間以上は寝たいという思いや眠れないことに対する焦りや不安が余計に不眠症にしています。まず、眠りに対する気持ちを変えることが大切です。加齢とともに睡眠時間は減少しますので、五、六時間も眠れれば十分だと思いましょう。多くの方の床につく時間が早すぎることが分かっています。やることがないからと言って、午後八時には布団に入って、「眠れない」「眠れない」と焦るのは、おかしな話です。なるべく遅く布団に入ることがお勧めです。たとえば、朝六時に起きるときは、前の日は夜十二時に寝れば良いのですから、せいぜい十一時半頃にお布団に入ればいいのです。ぬるめのお風呂にゆっくりつかって体を温めてからストレッチをしてお布団に入りましょう。そうすれば深い眠りにつけることでしょう。

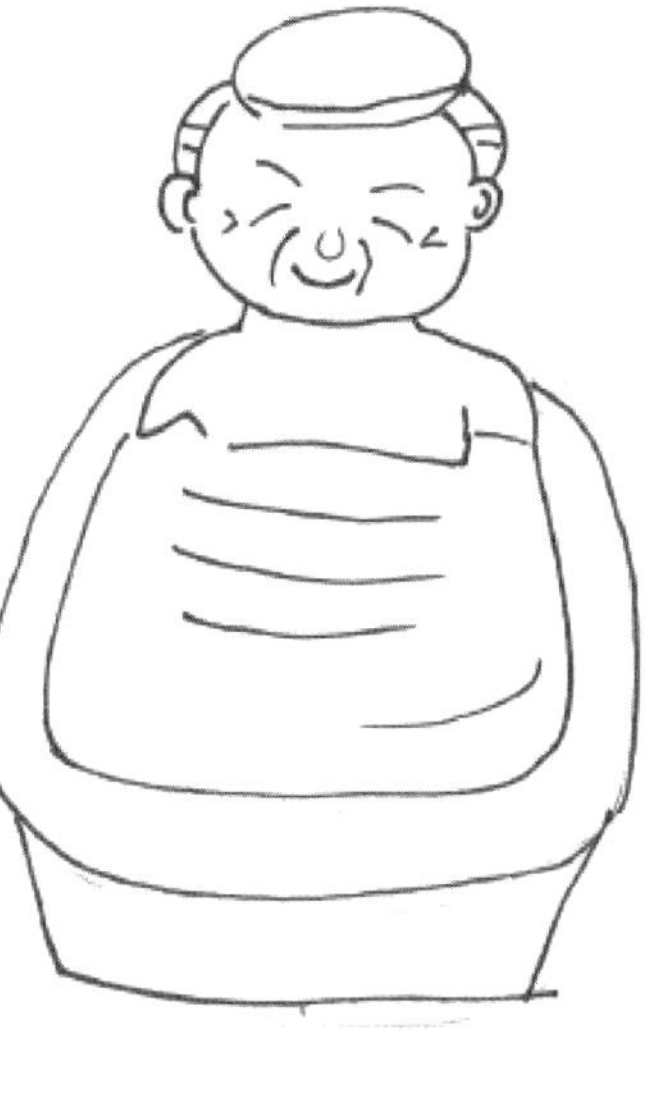

ね

# 年齢を重ねた年輪、ねぎらう言葉

高齢者のスポーツの祭典「ねんりんピック」を知っていますか。とても良く考えられたネーミングだと思いますが、本当の名称は全国健康福祉祭というものです。平成二十六年に「ねんりんピック栃木」が開催されました。「咲かせよう！　長寿の花を　栃木路で」がテーマでした。私は、栃木県食生活改善推進員として屋内の食生活についての行事に参加しましたが、当日は、あいにくの台風で、サッカーなどの屋外競技が中止になってしまいました。

木の年輪は、切り株の断面に現れる同心円状の模様で成長輪とも言われますが、一年ずつ成長するものを年輪というそうです。春には幹の肥大が盛んで、夏にはゆっくりになるため輪状に見えるのだと言います。一年間の気温や雨量で年輪が形成されるため、熱帯雨林のような年較差が少ない地域に生える木には年輪がないそうです。切り株の年輪で木の年齢がわかるのです。木の年齢は樹齢と呼ばれています。世界遺産である屋久島の五百メートル以上に自生し、樹齢千年を超えたものが屋久杉です。最も有名なのが縄文杉です。

樹齢三千年とも七千二百年とも推定されています。

樹齢七千二百年とは、木というものは偉大ですね。人間はと言えば、せいぜい長寿と言っても百十七歳や百十八歳で百二十歳の壁はなかなか越えられないようです。しかし、長寿の方はそれだけで素晴らしく敬われる存在です。市町村では百歳で表彰するところが多いようです。しかし、百歳長寿の方は最近増えており、日本国内では令和元年の報道によると七万人を越えたそうです。そのうちわけは女性が六万人、男性が一万人です。医療の進歩や健康志向の高まりで、百歳以上の人口は二十年前の約八倍に増えているそうです。これも平和な世の中が続いているおかげでしょうか。百歳長寿の人をねぎらって表彰する市町村も予算が足りなくなるという嬉しい悲鳴も聞こえてきます。

しかし百歳まで健康であることは、難しいことです。人生百年時代とも言われます。海外では、百十三歳のかたが新型コロナウイルス感染から回復したそうです。いつまでも健やかに暮らしたいものです。

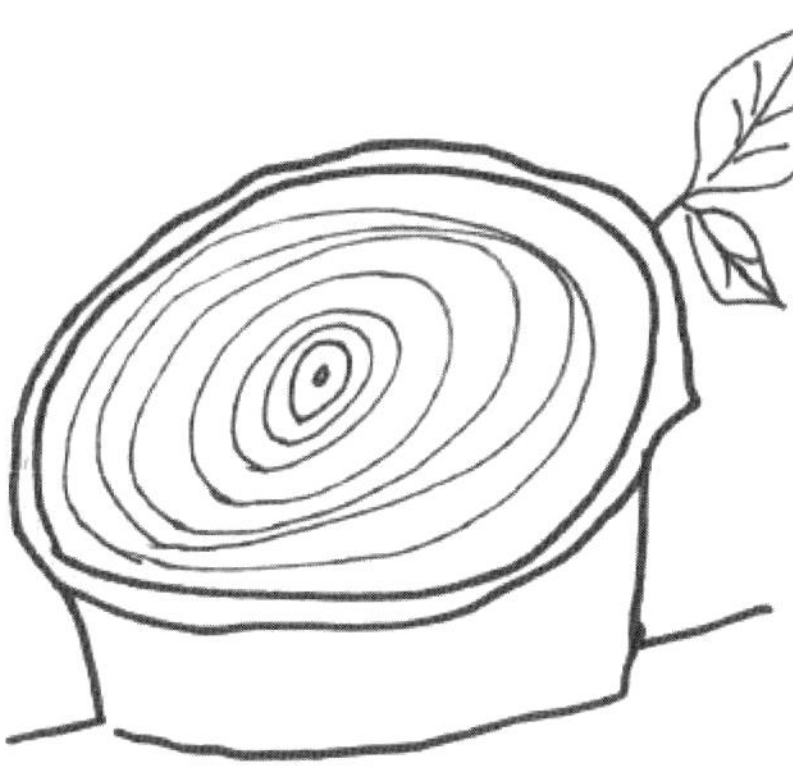

## の

# 脳活で能力アップ、ノーベル賞

最近、物忘れが増えてきていませんか。年を取ると脳の活動が一般的に低下します。しかし、なるべく頭を使うことで脳細胞が活性化されて、頭がさえてきます。毎日、刺激のある生活をしていれば脳はいつまでも若々しく保つことができます。仕事をばりばりやっていた人が定年退職して仕事をしないと何だか急に老け込んでしまいます。そうならないためにも、脳を活性化する生活を送りましょう。その中でも手書きで日記をつけることはとても良い脳活習慣です。分からない漢字があったら辞書を引いてみましょう。辞書を引くことで漢字能力が向上します。毎日短い文でもいいので、何かしら書いていると、だんだん文章力も向上してきます。そして、ついには、自分史を書くという作業に没頭する人がいます。

私の知人にも自分史を自費出版した人がいます。自分の過去の記憶をたどり、一番古い記憶から書いていき、思い出したことがあったら前に戻ってそれぞれの単元ごとに書き進めていくと、案外、自分史が出来上がっているものです。

長い人生の歴史は読むのは大変ですが、生活の歴史もおり混ぜて年代ごとに自分の人生を振り返れば、同世代の人は共感できますので、より楽しめると思います。一方、若い人は知らなかった日本の生活を知ることができます。

文才の素晴らしい人は、本物のノーベル賞は無理でも、それに近い素晴らしい賞を取ることも可能です。実際、私の高校時代の日本史の恩師は、自分自身の教員経験から多賀たかこのペンネームで「はいすくーる落書（らくしょ）」で昭和六十一年に朝日ジャーナルノンフィクション大賞を受賞しました。その後、テレビドラマ化されて高視聴率を取りました。ただし、読み方が「らくしょ」ではなく「らくがき」となり、日本史の先生としてはその名称が歴史に由来しているため、大変残念だったと同窓会で語っていました。私にとっては、ノンフィクション大賞はノーベル賞に値する素晴らしいもので、本当に誇らしく感じました。先生は今でもとてもお元気です。

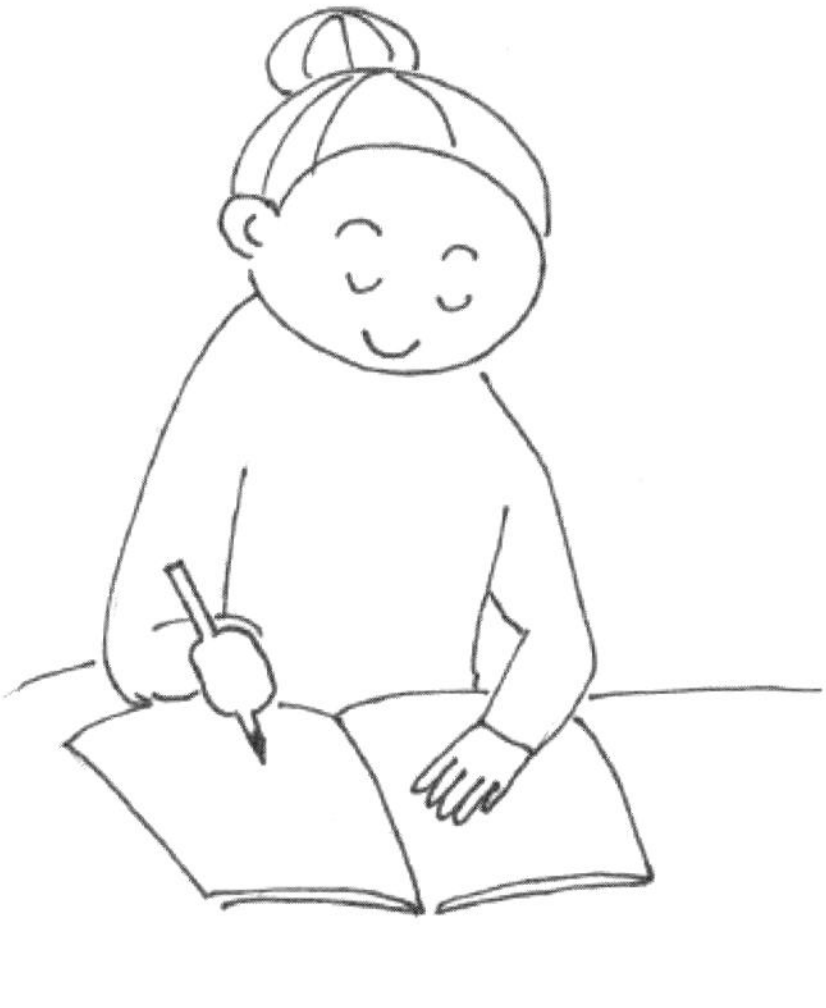

## コラム「烏の行水」

お風呂での入浴をあわてて短時間にすますことを言います。忙しい毎日では、睡眠時間もとれないために短時間の入浴を求められることもあります。夜遅く仕事から帰って、そのまま寝てしまう人は、朝シャワーを浴びてすませてしまうこともあります。今時の若者はお風呂につかることがないと言います。また、住宅事情でトイレとお風呂が一緒になっているユニットバスでは、ゆっくりお風呂にもつかれません。大きなお風呂で手足を伸ばして湯船につかることは今では贅沢なことになってしまいました。しかし、それでは仕事の疲れを取ることはできないでしょう。そのため休みの日に日帰り温泉やスーパー銭湯に行って、のびのびくつろぐ人もいます。

ただし、烏の行水の方が安全で安心なこともあります。実は、高齢者の溺死の多くはお風呂場で起きています。お風呂につかると急激に血管が拡張して、高血圧から急に低血圧になり、意識を失ってそのままお湯が鼻や口から肺に入って溺死してしまうのです。仕事疲れからお風呂で寝てしまうことも危険です。うっかり寝てしまったために溺死する危険があります。そこで今はお風呂には便利な機能がついています。それは、10分間お風呂につかっているとブザーが鳴って危険を知らせてくれる機能です。このような便利な機能がついているということは、たくさんの死亡事例があったためなのでしょうか。いずれにしてもこれからは、不幸なお風呂での事故が少なくなることを願います。

## コラム「能ある鷹は爪を隠す」

本当に実力があるものは、やたらにそれを外に見せないことを鷹にたとえたことわざです。鷹は爪が鋭く、獲物を狙って捕まえる様は本当に優秀な狩人です。しかし、それを普段は隠しているのです。謙虚さを美徳と考える日本人がとても好きなことわざです。普段は、謙虚で控えめであり、その実、すごい力を持っている人が日本では好まれます。たとえば、高齢者に人気のドラマといえば「水戸黄門」です。普段は、越後のちりめん問屋の隠居と言っておきながら、実は、「先の中納言水戸光圀様」とお付きの者が隠していた印籠を出してきます。その場面には誰もが拍手喝采です。勧善懲悪の代名詞でもあるこのドラマは、最後の展開が分かっているのに、皆の期待に応える形で印籠が出てきて悪者を倒してハッピーエンドになります。この爽快感と安心感を気持ちが弱っているお年寄りは求めているのです。

病院に入院している方のベッドの横のテレビは、以前は午後4時からいつもこのドラマが流れていました。最近は、再放送がないので寂しいと思ったら、衛星放送でやっていました。普段は商人のふりをして、剣術の達人であるお付きの2人も爪を隠しています。最期には颯爽と悪を退治する姿は格好良くてスカッとします。

しかし、アメリカ人に言わせると日本人は自己主張しなさすぎるそうです。日本人の優秀さは謙遜しすぎるために、まったく伝わらないというのです。自分の優れた能力をアピールして、ボランティア活動で地域貢献してみてはいかがですか。

# は

## 花いっぱいで、ハッピー、ハーモニー

庭を花でいっぱいうめつくしたいと思いませんか。花を見ると、人は幸せな気分、ハッピーになります。そして、葉の緑と花の色の調和、ハーモニーが素晴らしいです。さらに、草花や野菜を植えたりして土いじりをすることは、認知症予防にもなるし、草むしりで握力もついてフレイル予防に最適です。農家の人たちの握力は女性でも男性並みです。このように花で心も体も健康になることができます。

可愛い花を咲かせる野菜を育てて食材にすれば、一日三百五十グラム以上の野菜を取るという目標もクリアできます。夏野菜のトマト、きゅうり、なす、ピーマンは花も咲いて、見た目もきれいです。大きな庭がなければ、ミニトマトを鉢植えで育てることもできます。毎日、可愛い赤い実をつけていて見栄えもするし、ちょっとつまんでおやつにすることもできます。

季節の花々が咲いている庭は素敵です。特に、バラは花の女王です。バラの花言葉は「愛」「美」です。しかし、バラにはとげがあるので要注意。切花にして花瓶に挿すときは、

とげを丁寧に取ります。小さい頃は取ったとげを鼻の頭につけたりして遊んだ思い出があります。このとげにも「不幸中の幸い」という花言葉があるそうです。

冬の寒さに強いのがパンジーです。一月頃植えても五月頃まで花を咲かせています。雪が降って縮こまっても温かい日差しで復活するので、可愛い見た目からは想像できない力強さを感じます。花言葉は「思想」です。

梅雨時に、きれいな花を咲かせて楽しませてくれるのがアジサイです。アジサイは土の酸性、アルカリ性の度合いで花の色を変えます。そのため花言葉は「移り気」「浮気」です。また葉も花にも毒がありますので、間違って食べないようにして下さい。幕末に長崎に来ていたドイツ人医師シーボルトが、愛した女性の名前「お滝さん」にちなんで、大輪で美しい品種を「オタクサ」と命名したそうです。

夏の花と言えば、ヒマワリです。太陽に向かっているりんとした姿は背の低い私にはあこがれでした。ヒマワリの種を天日干しにしてから皮をむいて食べるととても美味しいです。リノール酸を多く含み、ビタミンE、B群、ミネラルも豊富な健康食品ですが、油が多いので食べ過ぎには注意が必要です。

ともあれ花のある日常生活は楽しく心を豊かにします。

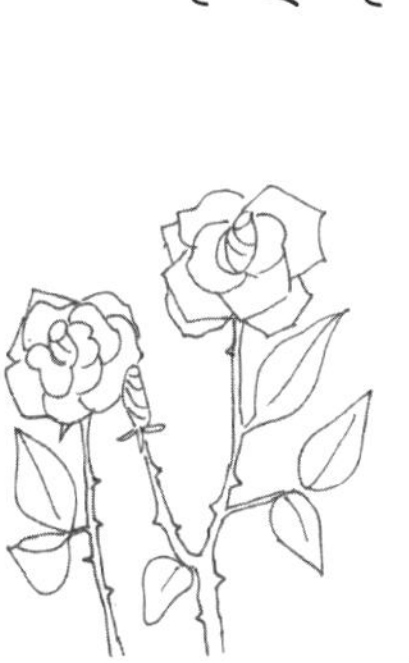

ひ

## 肥満解消、光り輝くヒロインに

「やせたら美人」と言われます。しかし、やせたら意外に貧相になって美人ではなくなるかもしれません。しかし、肥満は「百害あって一利なし」です。肥満の人でも筋肉がなければフレイルになることもあります。「メタボ」という言葉はすっかり肥満の代名詞となっていますが、実は、メタボリック症候群（以下メタボ）という病態です。内臓肥満からくる内分泌代謝異常による心筋梗塞や脳梗塞の循環器疾患の危険を早期発見、早期治療するために大々的に啓発運動を行ったものです。特定健診、特定指導も同時に開始されました。メタボの診断基準は、まず、腹囲を測定し、男性八十五センチ以上、女性九十センチ以上であることが必須です。これは、内臓脂肪がほぼ百平方センチメートル以上あるということを表しています。この腹囲は、まだまだ大丈夫だと思っていても、五十歳を過ぎると女性は急にお腹周りの肉がついてきますので要注意です。体重の増加がなくても、へその位置で息を吐いた状態で腹囲を測ると思ったより増えてきていることに気づかされます。平均五十歳で閉経を迎えると女性ホルモンが急激に低下します。手足の肉は落ちて、お腹周りに脂肪がつきます。血液検査をすると、中性脂肪が増加し、善玉のＨＤＬコレステロールが低下します。そして血圧も上昇します。メタボは、上記の腹囲に加えて、①収縮期（最大）血圧 130mmHg 以上か拡張期（最小）血圧 85mmHg 以上、②中性脂肪 150mg/dL 以上かＨＤＬコレステロール 40mg/dL 未満、③空腹時血糖値 110mg/dL 以上のいずれか二項目以上があてはまった場合に診断されます。

内臓脂肪が増えることで心配になることは、脂肪肝です。脂肪肝で肝機能が低下しますので、肥満を解消しないと危険です。特に、非アルコール性脂肪肝炎（ＮＡＳＨ）から肝臓がんになることがあり命に関わるそうです。予防法は、とにかく肥満解消のため摂取カロリーを抑える食事療法とカロリーを消費する運動療法です。内臓肥満を解消することで光り輝く未来が待っています。

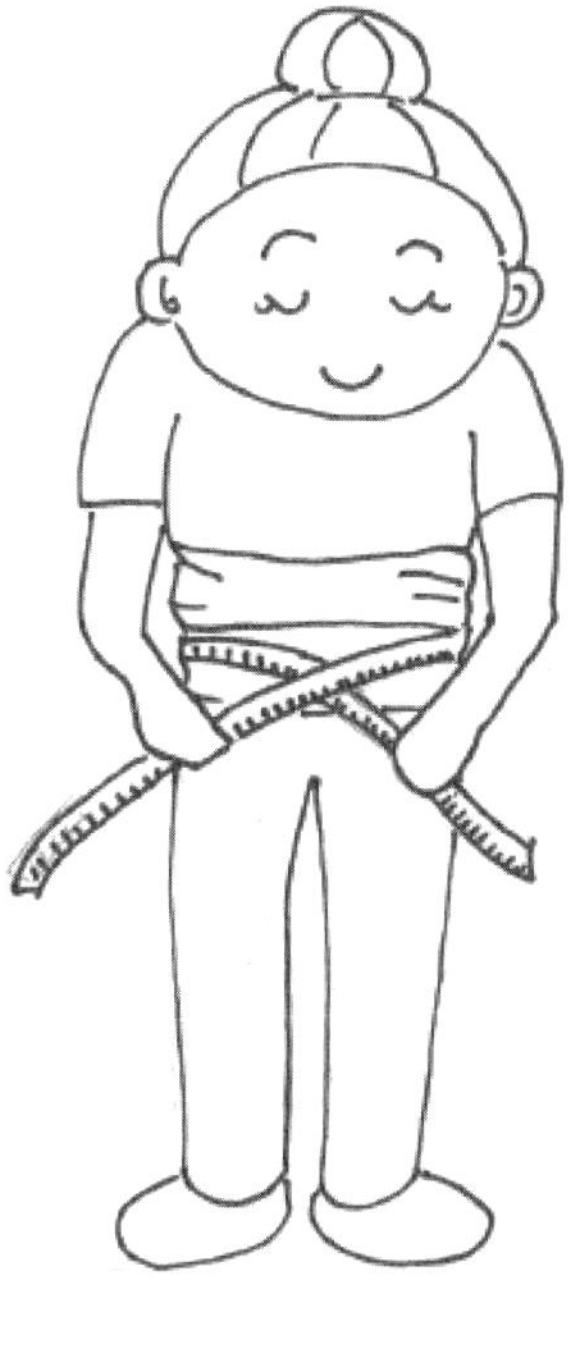

ふ

# 腹式呼吸でふくらむマインドフルネス

マインドフルネスとはストレスを低減する方法です。一九七〇年代にジョン・カバットジンが提唱しました。過去や未来に囚われず、今を意識し集中するために腹式呼吸に注意をむける時間を作ることでストレスを減少させる方法です。人はいかに過去の出来事にくよくよ悩み後悔し、未来に悪いことが起こるのではないかと不必要な心配事に憂いているのでしょうか。人生の大切な今の時間を無駄にしていることは本当に馬鹿らしいことです。

仕事や家庭の悩みは夜寝ようとすると頭に浮かんできます。たとえば、上司に言われた言葉が、何度も頭の中で繰り返されます。翌日の仕事のことを考えると、もう寝ることができません。そんなときにマインドフルネスの腹式呼吸が役に立ちます。

マインドフルネスの基本は腹式呼吸です。横になるか座るかどちらかやりやすい姿勢で、下腹部に神経を集中して、ゆっくり息を吸い込むとふくらみ、息を吐き出すとへこむことを確認しながら呼吸を十回くらい繰り返してみましょう。その間に意識が他のことに移る瞬間があれば、そこからまた腹部に意識を戻してみましょう。

人は生まれてから一生涯、生きている限りあらゆるストレスに囲まれて生きていかなければなりません。ストレスを抱え込むことは決してしてはいけないのです。常に、ストレスを低減し発散していかなければ生きていくことができないのです。ストレスの低減にはヨガの瞑想が効果的です。体の力をすべて抜いて大地に身をゆだねてみましょう。心も体もふわりとふくらみ体が軽くなり、悩み事も小さなものに感じられます。

腹式呼吸を一旦覚えると、いつでも行うことができます。家庭や仕事中にストレスを感じたとき、腹式呼吸で瞑想すると気持ちが軽くなります。夜眠れないときに腹式呼吸に神経を集中しているといつのまにか深い眠りについていることでしょう。

しかし、マインドフルネスは単なる瞑想法ではありません。ただ目の前のことにのみ集中する状態のことを言います。ストレスが減り、集中力と幸福感が高まります。そして、自分を大切にする気持ちを高めます。

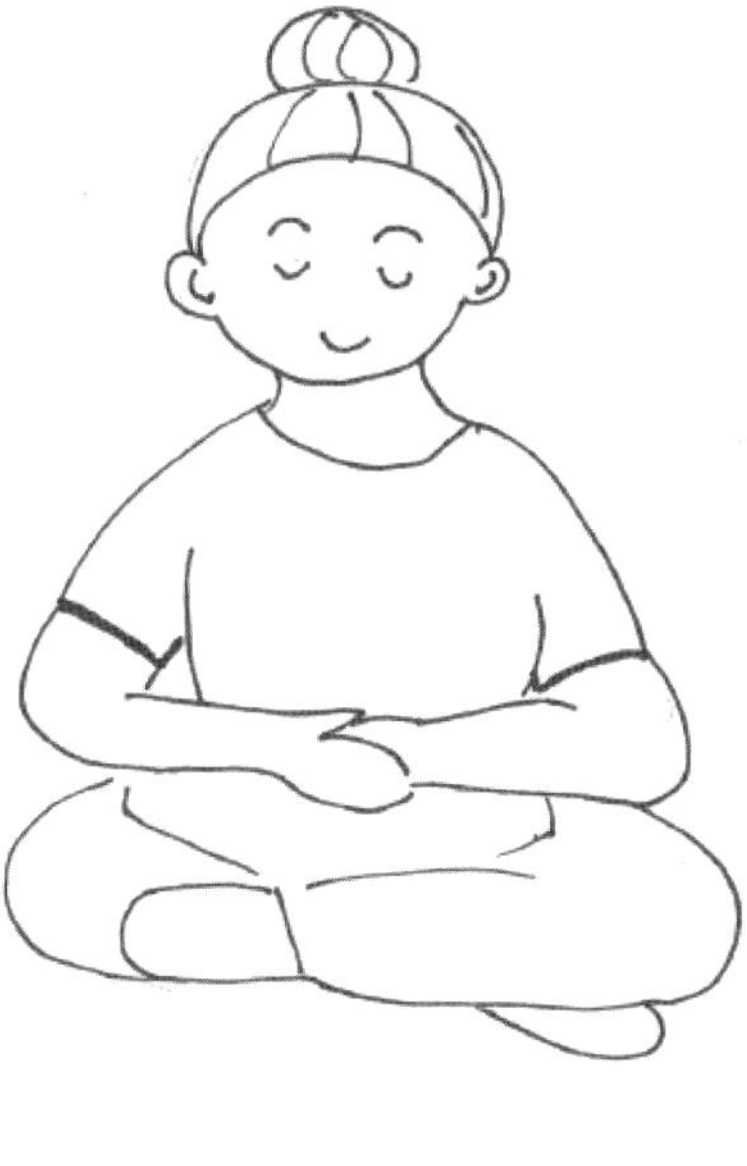

へ

## 平和な毎日、平凡で平穏に

若いときは変化に富む生活を望み冒険をするかもしれませんが、年を取るといつしか平穏無事を祈るようになります。何事も起こらない平凡な生活の繰り返しが心の安らぎを生み、平和こそが幸福なのだと実感します。寄せては返す岸辺の波のように単調な毎日の繰り返しは、退屈なものかもしれませんが、とても穏やかな日常を生みます。

家族の愛は温かく子どもを守るものであってほしいものです。しかし、平凡な家庭さえ望めない子どもたちがいます。現代社会では複雑な家庭環境での虐待で死亡する事件も相次いでいます。家庭が子どもを守れないならば、社会で子どもを守りましょう。動物の子の泣き声は、荒野に置き去りにされても、誰かが助けてくれるように他の種類の動物であっても神経に障るようにできているそうです。人間の子も同じです。ちょっと普通ではない子どもの泣き声を聞いたら、手を差し伸べることも必要です。孤立した親からのSOSかもしれません。児童委員は地域で子どもたちを守る仕事をしています。また、母子保健推進員は、虐待が発生しないように「こんにちは赤ちゃん事業」で赤ちゃんが生まれた家の家庭訪問を行っています。

一人で仕事、家事、育児をすべてこなさなければならない状態をワンオペ育児と言います。夫が単身赴任だったり、朝早く仕事に出かけて帰りが夜遅かったりすると、母親だけに育児の負担がかかり育児ノイローゼ状態になる場合があります。そんなとき頼りになるのが、ファミリーサポートセンターです。「育児の援助を受けたい人」と「育児の援助を行いたい人」で組織されます。「育児の援助を行いたい人」は、育児経験があり時間にゆとりがある年配の人が最適です。平凡で平穏な生活が送れるようにサポートをすることができます。

また、十分な食事の準備ができない場合は、「子ども食堂」がサポートすることもできます。民家を利用して大学生が宿題を見てくれる「子ども食堂」もあります。ゆとりのある世代がボランティアでサポートするのもいいでしょう。

子どもは社会の宝です。皆で大切に育てましょう。

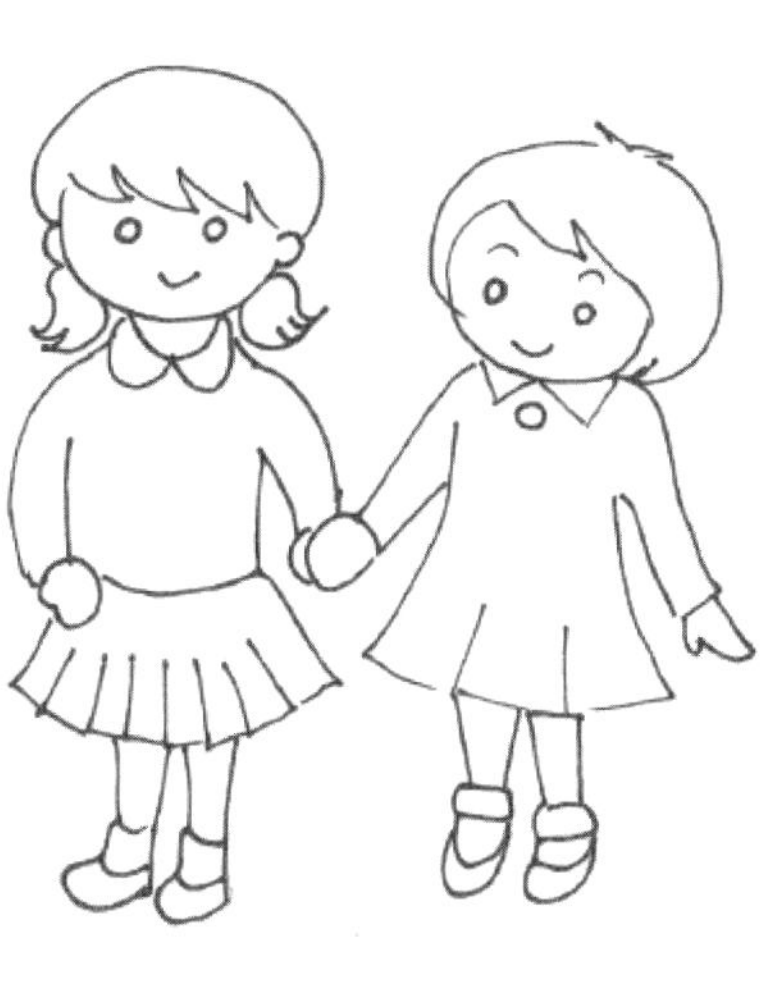

ほ

# 骨太料理を補給してホールインワン

骨太料理とは、骨を強くするカルシウムたっぷりの料理です。牛乳、チーズ、スキムミルクなどの乳製品をふんだんに使用します。ご飯にスキムミルクを入れて炊くことでカルシウムがアップします。牛乳をたっぷり入れたホワイトシチューは栄養満点です。サラダにチーズを入れると塩分を控えることもできて一石二鳥です。小魚も意識して食べましょう。カルシウムを若いうちからしっかり取らなければ、年を取ってから骨粗鬆症になってしまいます。特に、閉経後の女性が骨粗鬆症になりやすいのです。

骨粗鬆症を予防するためには、若い頃から食生活でカルシウムを十分取ることが大切です。そして、日光浴をして運動しなければなりません。喫煙者は骨粗鬆症になりやすいので、タバコは吸わないようにしましょう。アルコールも控えた方がいいでしょう。

年を取って、背が低くなったことに気づいたら骨粗鬆症のサインです。背骨の骨量が減少してつぶれてくると、背が縮んでしまいます。また背中が丸くなったり、腰が曲がったりして姿勢も悪くなります。ちょっと転んだだけでも骨が折れたり、咳をして肋骨が折れたり、骨がもろくなってしまいます。

女性も男性も年を取ってもできるスポーツの一つにゴルフがあります。ゴルフは屋外で行うスポーツですので、グリーンを回ることで日光浴にもなります。激しいスポーツではありませんが、全身の筋肉を使う良い運動になり、きちんと指導を受ければ伸びやかな姿勢を保つこともできます。ホールインワンは難しいとは思いますが、骨を丈夫にしてホールインワンを出すつもりで練習に励んでいる人もいます。雨が降ってもゴルフに行くというので、本当に好きなのでしょう。

「骨太」は、女性に対するほめことばにはならないのかもしれませんが、年配者にはフレイルにならないための重要なキーワードです。

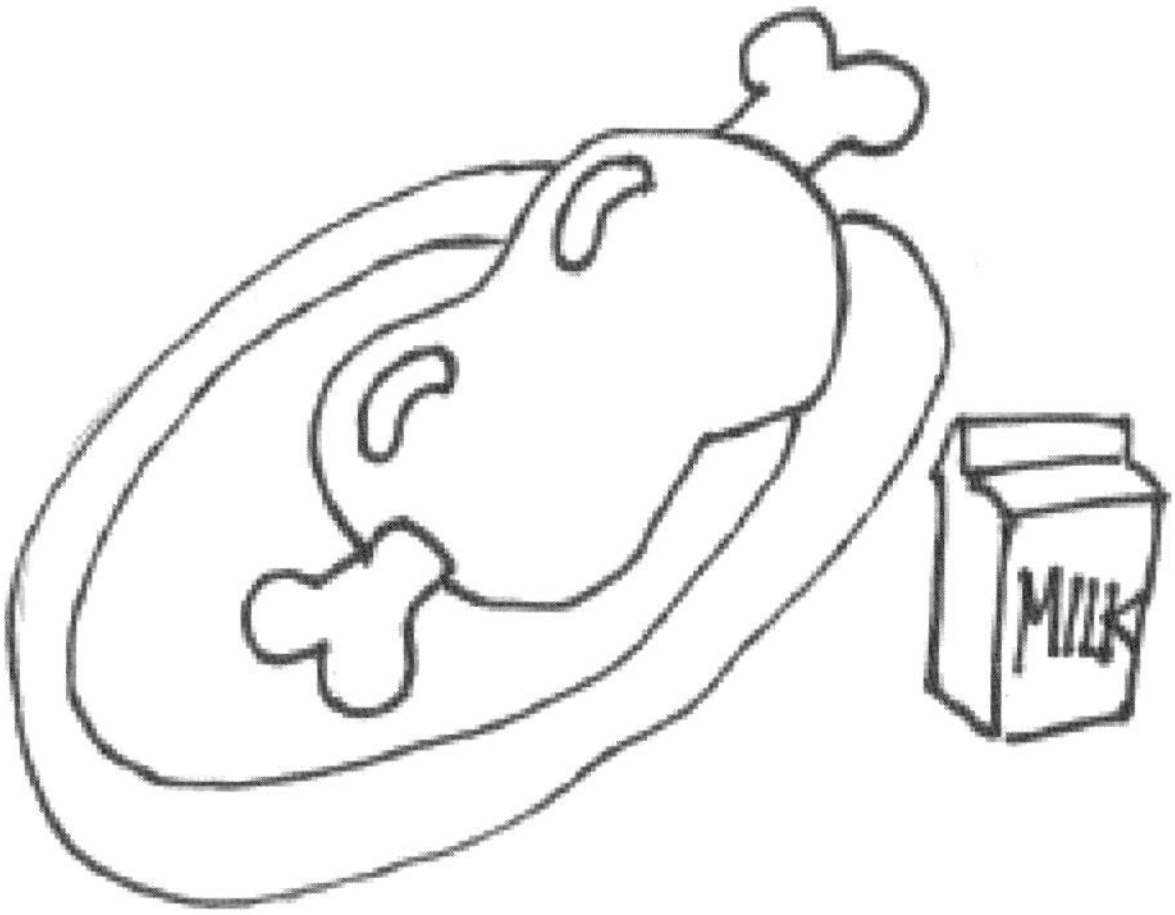

## コラム「絵に描いた餅」

どんなに上手に描いてあっても絵に描いたものを食べることはできませんので、実物や本物でなければ価値がないということのたとえです。しかし、肥満解消のダイエットには、「絵に描いた餅」は有効です。どうしても何か食べたくなる場合は、「絵に描いた餅」を食べたつもりでがまんできるといいです。しかし、これではお腹が膨れないので、代用食品として、たとえば牛肉のステーキの代わりに、こんにゃくステーキや豆腐ステーキでカロリーを制限することもできます。本物ではないにせ物でも十分効果を発揮できることもあるということです。

お正月には、喉に餅を詰まらせるお年寄りがたくさんいます。正月早々、縁起でもなく、お葬式になってしまう方もいるようです。飲み込みが困難な方は、正月のお餅を「絵に描いた餅」でがまんすることもいいでしょう。それでは、寂しいという人には、片栗粉とお砂糖に熱湯を入れて練って、甘い片栗粉餅ができます。お湯は少量にするといいでしょう。少しずつスプーンにとって食べます。何だ、小さい頃、風邪のときに母親に作ってもらったにせ物の葛餅ではありませんか。また、大根餅は、軟らかいだけでなく栄養もあって餅の代わりにおやつになります。大根おろし（大根1／2）に小麦粉と片栗粉各大さじ3を入れて練って作ります。甘辛の味付けをするともちもちで美味しいです。このようににせ物のお餅でも本物のお餅よりも価値が高いこともあるのです。

## コラム「骨折り損のくたびれもうけ」

労力を費やしたのに効果がなく、疲れだけが残ることです。「損」と「もうけ」を対照的に並べていますが、「もうけ」も実はくたびれただけで損だったということです。「骨折り」と言っても、本当に骨折したのではなく、精一杯の努力をしたという意味です。「くたびれ」とは疲労困憊している状態です。

高齢者はこのような疲労感が蓄積することでフレイルになってしまいます。疲労はため込まないで発散しなければなりません。休日には趣味などの楽しみを持ち、身も心もリフレッシュすることが必要です。疲れているときこそ運動をしましょう。ダンスやボウリング、ゴルフなど何も考えずに力一杯やってみてはいかがでしょうか。意外に、すっきりするのではないでしょうか。

私は一生懸命に書いた医学論文を投稿してもボツになってしまったときにこのような思いになります。しかも査読者に従って、細かく直したにもかかわらずボツになることもあります。しかし、たとえ結果につながらなくても精一杯がんばったことに対して自分自身を褒めてあげたくなります。どんな努力も人生の無駄になることはないと思います。挫折を知ってこそ意味ある人生を送れると思います。逆に、失敗を恐れて何もしないことは大きな損失です。特に若いときの苦労は買ってでもした方が良いのです。日々努力し苦労を重ねることによってたくましく根幹がしっかりとした骨太になるのです。まさに「骨折り得のくたびれもうけ」です。

ま

## 真面目に迷わず前向きに

ついつい悪いことを考えてしまうネガティブ思考に陥っていませんか。

心理的フレイルの予防には、前向きで真面目な生き方が大切になります。ポジティブ思考に変えることで前向きになることができます。後ろ向きの人生は、常に失敗と後悔の繰り返しになってしまいます。ヒューマンエラーというように、人は失敗がつきものです。しかし、一度やってしまった失敗の原因を考えて、二度と同じ失敗を繰り返すことがないようにすればいいのです。

「私失敗しませんから」ではなく、「私失敗しないように注意しますから」と言った方が人間関係も円滑になります。

また、チャンスの神様には前髪しかないと言います。一度通り過ぎたら、後ろ髪はないので二度とつかめないそうです。チャンスは前からやってきて逃したら、振り返ってもつかむことができないということです。いくつになっても、常に前を向いていなければ、素敵な出会いも逃してしまうかもしれません。

「逃した魚は大きい」と言います。しかし、後ろを振り返ったとき、大きかったと後悔するということわざで、実際よりも大きく感じているだけかもしれないのです。だからこそ、いつも前を向いて人生歩いていくといいことに出会えます。「禍を転じて福となす」ということわざもあります。悪いことも前向きに頑張っていれば、いいことに変わっていくということです。ただじっと待っていても、良い方向には向かないでしょう。自分自身で努力する力を持っていることが重要です。

子どもの頃に、「しあわせは歩いてこない　だから歩いていくんだよ」という前向きな歌が流行ったことがあります。真面目に一歩、一歩と近づいても、二歩下がるという歌でしたが、本当に人生を表現していると思います。

失敗をしても、自分を否定せず、常に前を向いて歩いて行きたいです。

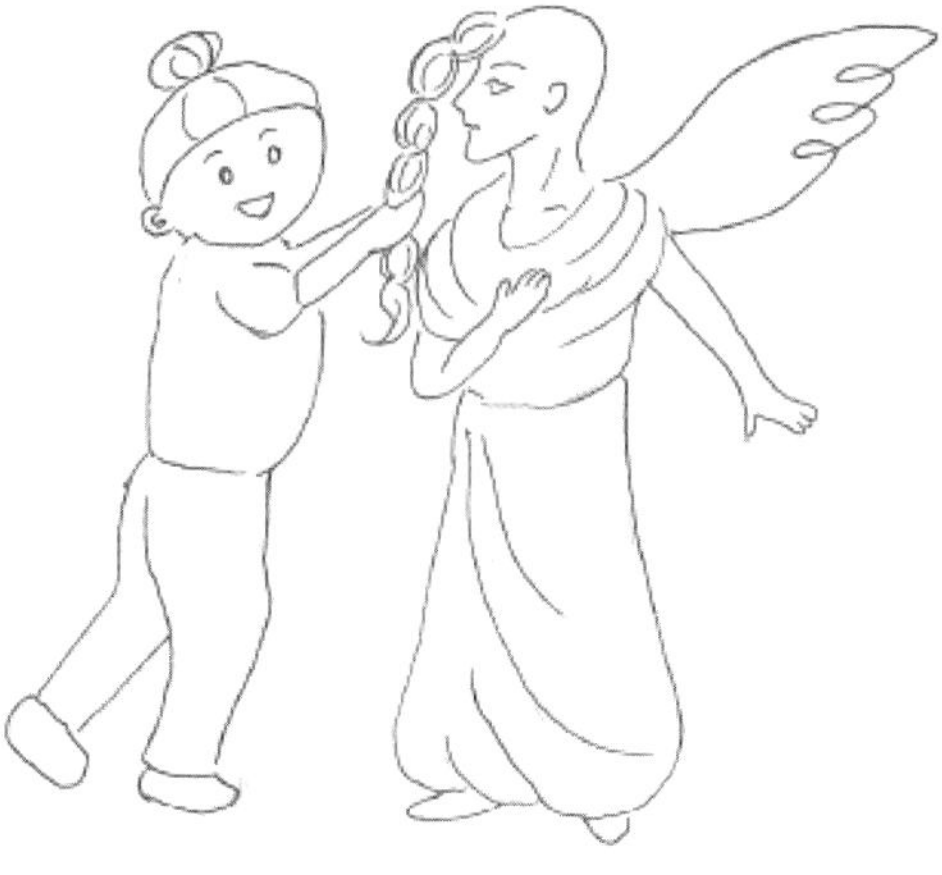

## み

# みずみずしい緑の野菜は魅力いっぱい

緑黄色野菜は、ビタミン、ミネラル、カロテンの宝庫です。緑色の小松菜にカルシウムが豊富だということもよく知られています。緑の色素はカロテノイドという抗酸化作用を持つカロテンを多く含んでいます。動脈硬化を予防して、心筋梗塞や脳梗塞を起こしにくくなります。栄養素は、みずみずしく新鮮なうちの方が多く含んでおり、しなびてくるとどんどん減少してしまいます。なるべく新鮮なうちに食べた方がいいでしょう。

ほうれん草は、鉄分を多く含んでいますので、貧血予防にもなります。ポパイの漫画ではほうれん草の缶詰が出てきますが、缶詰にしないで新鮮なうちにゆでておひたしにして鰹節をのせて食べるのが一番です。ピーマンはビタミンCを多く含んでいます。緑ピーマンの色素成分クロロフィルは抗酸化作用があるので、がんを予防して悪玉コレステロールを下げる働きがあります。子どもには嫌われがちですが、大人にはあの苦みがたまらないです。ピーマンの肉詰めや青椒肉絲は美味しいですね。ブロッコリーは栄養満点の野菜です。がん予防や糖尿病予防になるとも言われています。少量の塩とお湯でゆでて食べるのが一番です。グリーンアスパラガスには、疲労回復、体力増強に効果があるアスパラギン酸というアミノ酸が含まれています。アスパラガスから発見されたので命名されたようですが、実は、枝豆などの豆類に多く含まれているそうです。赤や黄色の野菜にもビタミンやミネラルが多く含まれ、その色素はやはり抗酸化作用を持ちます。

野菜は一日三百五十グラム以上摂取することが健康的な食生活につながると厚生労働省が推奨しています。しかし、一種類を三百五十グラム食べるのでは意味がありません。複数の種類の野菜を少しずつバランス良く食べた方がいいようです。色とりどりの野菜を食べることを心がけましょう。

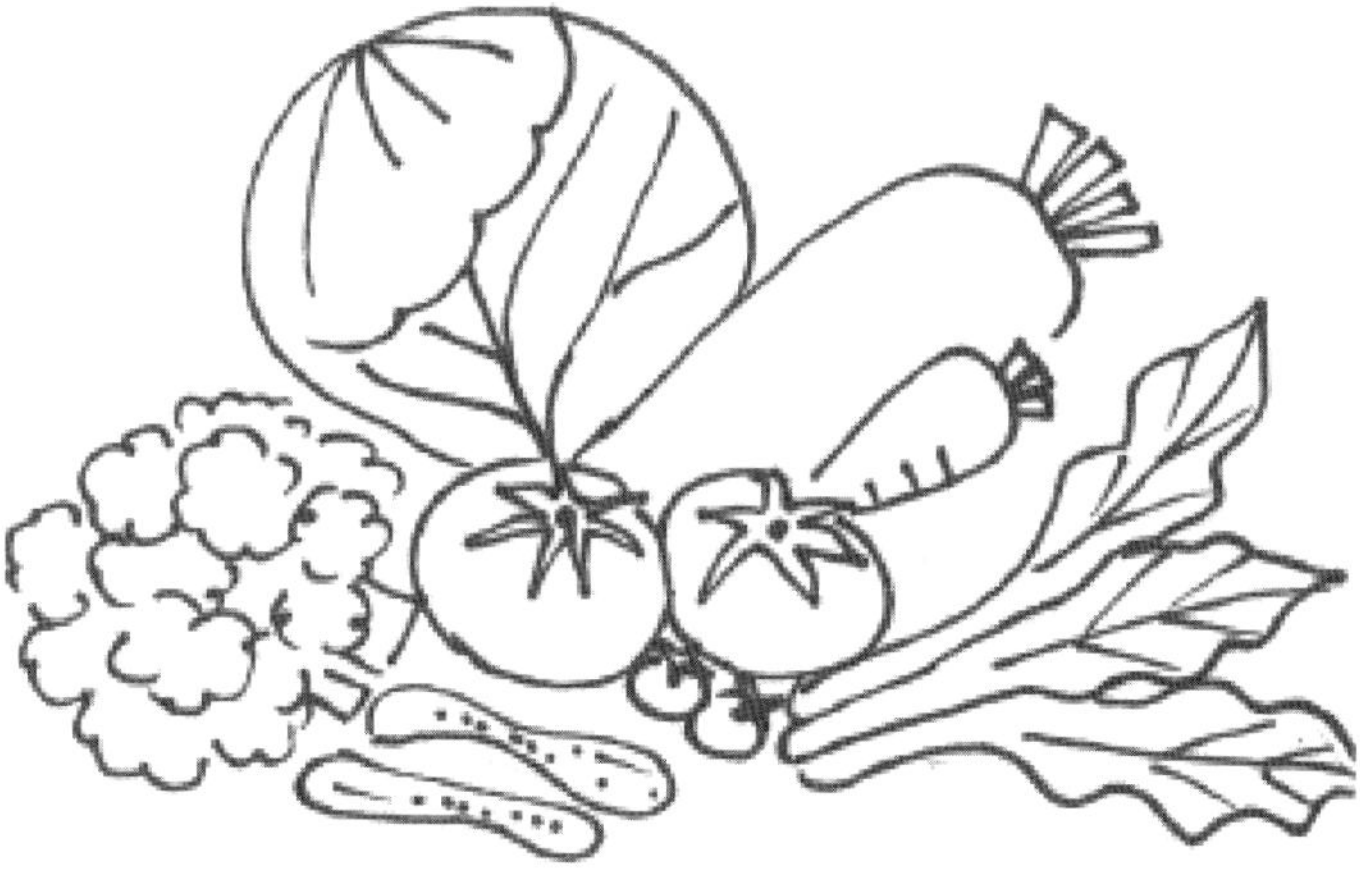

## む

# 息子、娘と楽しい昔話

現在、高齢者のみの世帯が増加していますが、近所に息子や娘が住んでいると心強いです。スープの冷めない距離とも言いますが、隣近所に子どもの家族がいるといいです。一緒に住むとけんかしたりするので、少し離れている方がいいのでしょう。二世帯住宅というのもあります。

私の家の前には、隣の人の娘さんが家を建てました。高齢のご夫婦も一安心して満足そうです。若い人たちには昔話は嫌かもしれませんが、子育て中の思い出は、人生の中で最も楽しかった時のことです。古いアルバムを見ながら、昔話に花を咲かせましょう。きっと笑いが絶えない楽しい話となるでしょう。

後ろを振り返ってくよくよすることは良くありませんが、楽しかった思い出を振り返って共有することはいいことです。知らなかった新たな発見もあることでしょう。

特に生まれてきた日のことは、自分では覚えていないものです。娘に話してあげました。「あなたの生まれた日は、出産予定日でした。本当に時間に正確な子でした。出産予定日になったばかりの十二時過ぎに陣痛が始まって、その日の夜の九時に生まれました。難産だったけれど、とても頑張って元気に生まれてきてくれました。お父さんは、出産予定日から一週間の夏休みを申請していましたので、正確な日時に生まれてきてとても助かりました」

あれから、二十年以上が経過しましたが、天然でマイペースだった娘も、着々と自分の夢に向かって頑張っています。「本当に生まれてきてありがとう。あなたがいなかったら、私の人生はどんなにつまらなかったことか」

子育てをしながら、人生をやり直している気分でした。自分が苦手なことや劣等感があることは、娘には繰り返させないようにしました。音楽と体育が苦手だったので、娘には小さい頃から音楽と体育が苦手にならないように育てました。しかし、なぜか私が得意の英語が苦手で苦労したようです。子どもの教育は難しく将来どうなるかは予想がつかないものです。

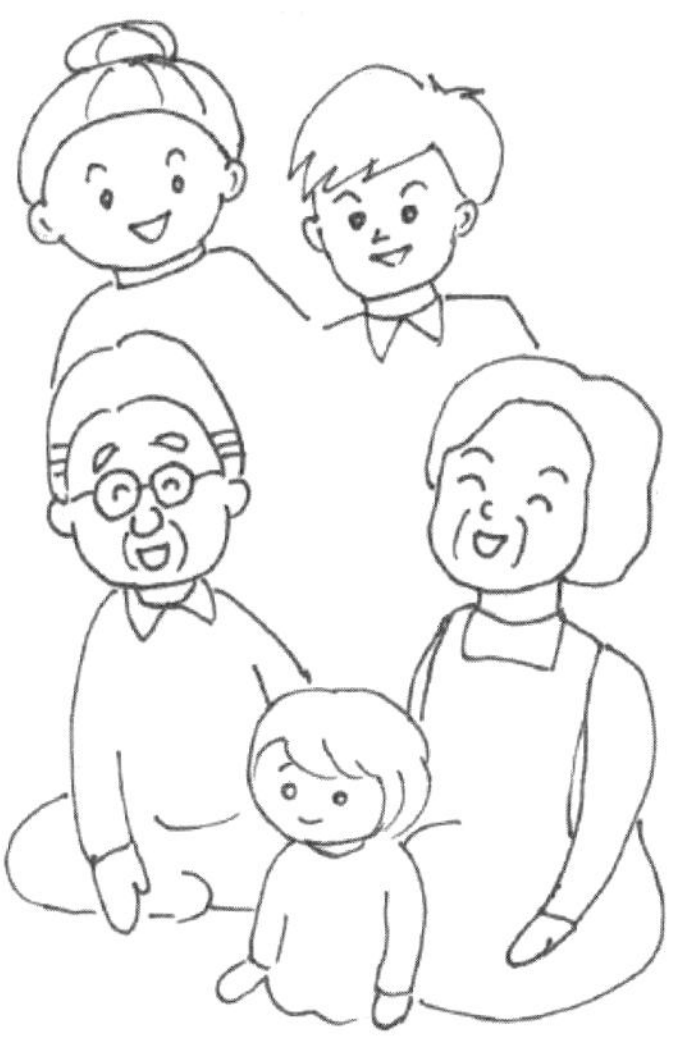

## め

# 免疫力めきめき上がるメンタルケア

メンタルケアとは、精神面の介護・援助と訳されますが、精神的に弱っている人に対するケアです。精神が弱ってくると不安状態やうつ状態になったりします。パニック障害という病気は、原因があって発症するものですが、発症したら何の前触れもなく予期不安が起こり、突然のパニック発作に襲われます。パニック発作は、息ができなくなったり、心臓が締め付けられるようになったりして、死ぬのではないかという不安をもたらします。ストレスが続くと免疫力が落ちてしまいます。十分な睡眠がとれなくなり、食欲も低下して栄養を十分とれなくなります。そうなると免疫力が落ちて、すぐに風邪を引いたり、お腹をこわしたりするようになります。新型コロナウイルスのような感染症にかかりやすくなるのです。さらには、がんにもかかりやすくなります。

メンタルケアの一つにカウンセリングがあります。カウンセリングは、話を聞いてあげることで相手の心を癒すものです。聞き上手になることはカウンセリングの基本です。また、相手が答えを求めているわけではないことを知ることが必要です。あまり早急に答えを出すとカウンセリングは失敗に終わります。「どうしたいと思いますか」と相手に問うことが大切です。また、相手の立場に立って話を聞くことができないと失敗に終わります。「あなたには私の気持ちは分からない」と心を閉ざされてしまいます。カウンセリングの一段上のメンタルケアが認知療法です。認知療法とは、自分自身に起きた出来事に対して、自分がどのように思ったかを聞いていく心理療法です。たとえば、なかなか子どもに恵まれないお嫁さんが、義理のお母さんから「早く孫の顔が見たい」と言われたことで子どもがいない自分を責めて落ち込んでしまったという話には、それはお母さんの希望が口に出ただけなので、自分を責める必要はないと認知のゆがみを正して考えを改善する治療法です。

　メンタルケアで精神疾患が改善されれば、免疫力がめきめき上がってきます。「病は気から」とも言われますので、新型コロナウイルスと闘うためにも精神状態は良好に保つ必要があります。

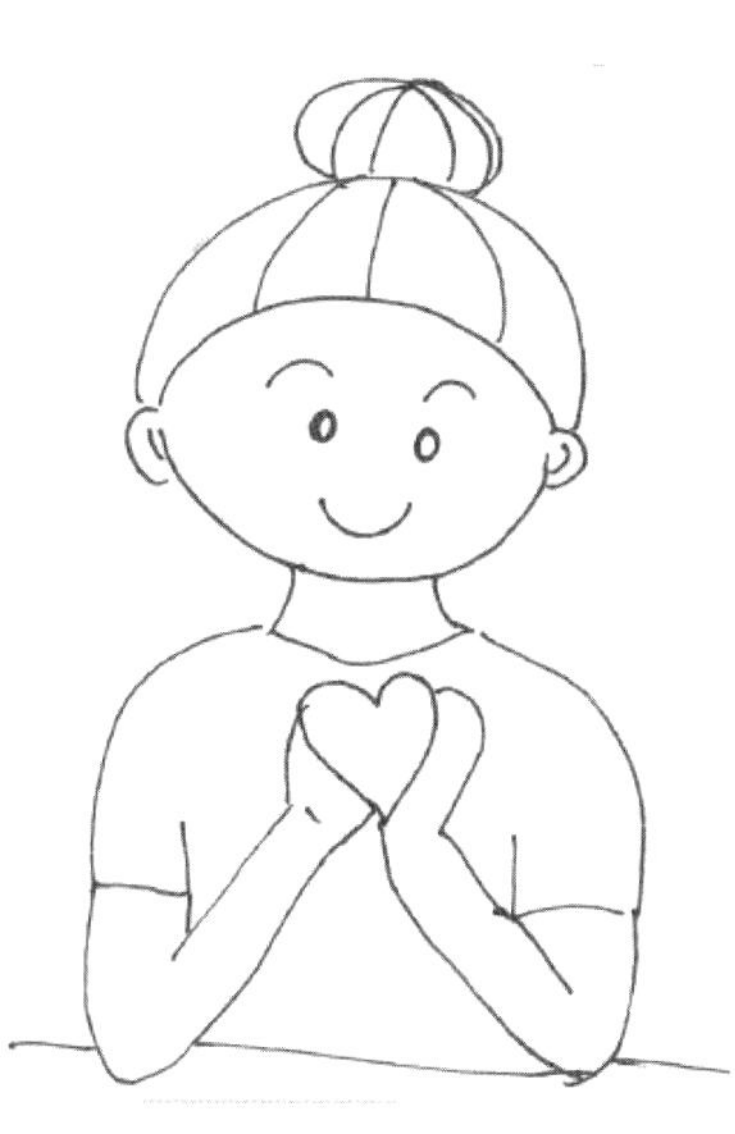

も

# 目標、目的、いつも目前

高齢になっても目標や目的を持っていることは若さを保つ秘訣です。しかし、あまり遠い将来の目標を持つのではなく、毎日の目標など目前の目標を持つことが大切です。たとえば、「一日一善」と毎日一回は、善いことをしようと目標を立てることなどがいいでしょう。手先の器用な人は、毎日、いらなくなった布きれを再利用してポケットティッシュ入れを一個作っています。そして、皆さんに配っています。これを続けられるうちは元気でいられると「一日一個」をせっせと縫っています。マスク不足のときは、マスクを手作りしていました。

しかし、いくつになっても挑戦を続ける人もいます。最高齢の記録を塗り替えることを目標にしているスポーツマンもいます。平成二十五年に八十歳で三度目のエベレスト世界最高齢登頂を更新したプロスキーヤーの三浦雄一郎氏がそうです。三浦氏は四十年以上前に私が大学受験の時に予備校に講演に来て下さいました。当時、エベレストの八千メートル地点からスキー滑降してギネスに認定されて世界一のプロスキーヤーと言われていました。一生、挑戦することをやめないと話しており、受験生を励ましてくれました。私は、実家の部屋に長い間サインを飾っていましたが、今では茶色く変色してどこかに行ってしまいました。まさか、こんなに長い間、プロスキーヤーを続けているとは思いもしませんでしたが、今でも活躍している姿を見ると大いに励まされます。「元気で長く生きることは、それだけでも社会貢献」と話しています。誰もが介護を受けるようにならないことは、社会貢献になります。フレイルとは真逆の元気さには脱帽です。多くの人を励まして、介護にならない生活のためにできることを教えていただけるとありがたいです。

目前の目標や目的を持って生きることで、とても大切な生きがいがみつかります。

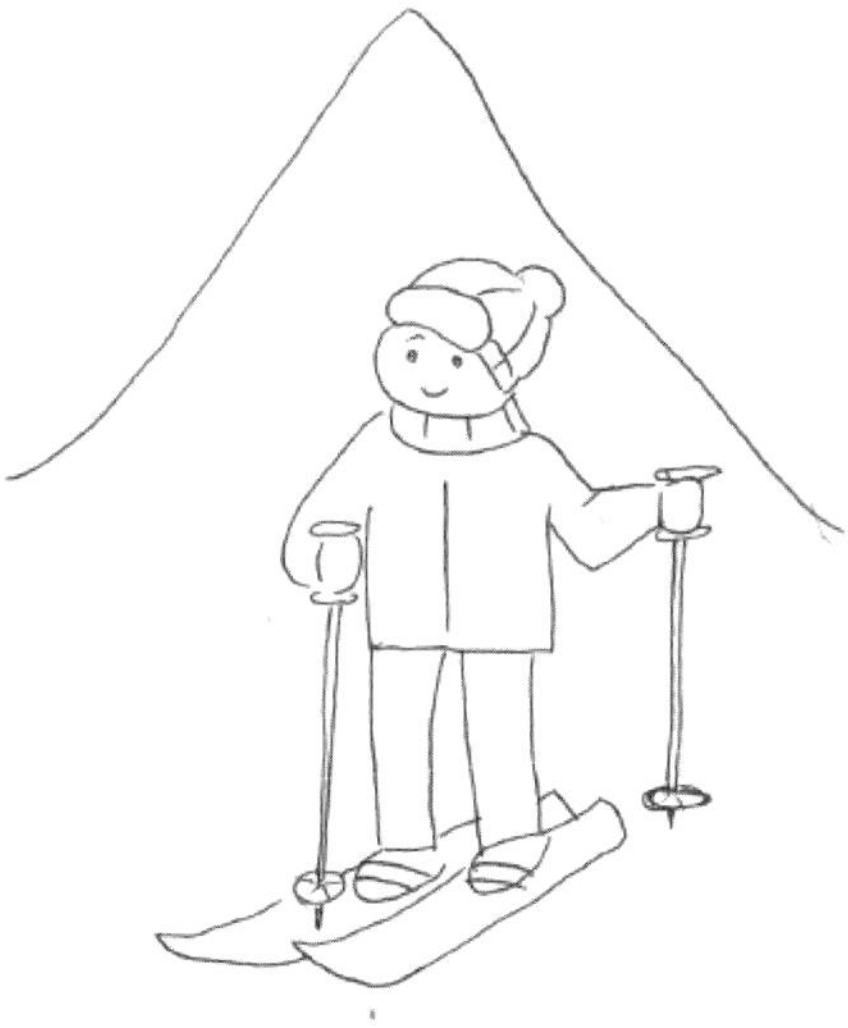

## コラム「青菜に塩」

　みずみずしい緑の野菜に塩をふって置いておくとあっという間にしおれてしまいます。ことわざとしては、意気消沈して元気がなくなっている人のことをたとえるものです。浸透圧の関係で、野菜に塩をかけると中の水分が抜けてしまいます。お漬物が柔らかくなるのもこの原理です。また、ほうれん草や小松菜をゆでるときに塩を入れると緑が鮮やかになります。野菜と塩はお料理の定番です。

　しかし、塩分は取り過ぎると高血圧になります。動脈硬化も進みます。塩味はほどほどにした方がいいです。発酵食品である味噌や醤油は体に良いと言われますが、塩分が多量に含まれています。お味噌汁は、薄味に心がけて具をたくさん入れましょう。唐辛子などを振ると薄味も美味しくいただけます。汁の量はなるべく少なくよそって下さい。うどんの汁、ラーメンの汁も店主に嫌な顔をされてもなるべく残すようにして下さい。だしが効いていて美味しいのですが、命には代えられませんので、汁を残すことをお許し下さい。

「青菜に塩」の状態は、高齢者のフレイル状態に似ています。元気がなくみずみずしさがない状態は不健康な印象を与えます。水分と栄養をしっかり取って元気に暮らしたいものです。特に、夏場は熱中症になりやすいので注意しましょう。汗を大量にかいたときは、水分と同時に塩分も必要になります。喉が渇いたからといって、水をがぶ飲みするとナトリウム不足になって手がけいれんを起こしますので要注意です。

## コラム「目は口ほどにものを言う」

何も話さなくても、目を見れば心の動きや感情がわかるということわざです。医療の現場でも、目がその人の疲れやビタミン不足つまり「免疫力が落ちていて危険信号です」と語ってくれることがあります。それは、球結膜下出血です。眼球は結膜という透明な膜に覆われており球結膜といいます。その下には毛細血管が走っています。目は唯一血管が外から直に見えるところです。そのため球結膜の下の血管が切れて出血すると、ほんのわずかな出血でも透明な膜の下なのでそのまま血の色が見えてしまいます。これは明らかに結膜炎の目の赤さとは違うので、「結膜炎ではなく球結膜下出血ですね」とすぐに分かります。

しかし、周りの人や自分が鏡を見て驚いてしまって慌てて眼科に来る方もいます。このような場合、眼科では特に何もできませんし、あまり相手にもされないでしょう。「血圧が高くないか」、「最近ストレスで疲れがたまっていないか」、「野菜不足になっていないか」と質問されるくらいです。しかし、自分にとっては大切な疲労の兆候です。疲労感はフレイルの診断にも含まれ、免疫力が低下している指標となります。疲労を感じたら、肩の力を抜いてリラックスしてゆっくり温泉にでも行って美味しいものを食べましょう。免疫力をアップする物質は抗酸化物質です。特に野菜や果物の皮に多く含まれるポリフェノールの効果が高いと言われています。温泉にも免疫力を上げる効果があります。

や

## 山歩き、野草散策、やまびこヤッホー

若いときの登山は非常に厳しいものだと思いますが、高齢になってからは楽しめるように山登りでなく、山歩きにした方がいいです。山では森林浴もできますので、急がずゆっくり歩くことを心がけましょう。また、一人で行くのではなく、必ず他の人と一緒に行くようにしましょう。山に行ったきり、帰って来られなくなった人もいます。若いときと違って体力も判断力も衰えていますので、注意しましょう。木の切株につまずいて転倒したら大変です。

私の友達も山歩きが大好きだそうです。草花を見るのが好きで植物図鑑を手に散策するそうです。野草の中には食べられるものと食べられないどころか毒のあるものがあります。毒草の代表としてトリカブトは有名です。紫色の僧侶のかぶりもののような綺麗な花を咲かせます。芽吹きの時に、セリやヨモギと間違えて中毒事故が起こるので注意しなければなりません。しかし、毒草のほとんどは漢方では薬草として使用されます。トリカブトから取り出す「附子」は弱毒処理をされて漢方薬となります。だからトリカブトは「毒にも

薬にもなる」野草です。

誰もいない山では大きな声を出したくなります。近所迷惑にはならないからいいです。大きな声を出すことは、オーラルフレイルの予防になります。ヤッホーと叫べば、山の向こうからヤッホーと返ってきます。私は、高校時代は演劇部、大学時代は放送部に所属していたので、発声練習をついしたくなります。山に向かって滑舌で「あえいうえおあお」と山の澄んだ空気を腹式呼吸で吸って大声を出してみたいです。

私は海なし県の群馬県で育ちました。周囲は、有名な上毛三山があります。山を見ると気分が不思議と落ち着くものです。

友人を誘って私も山歩きに出かけたいと思います。

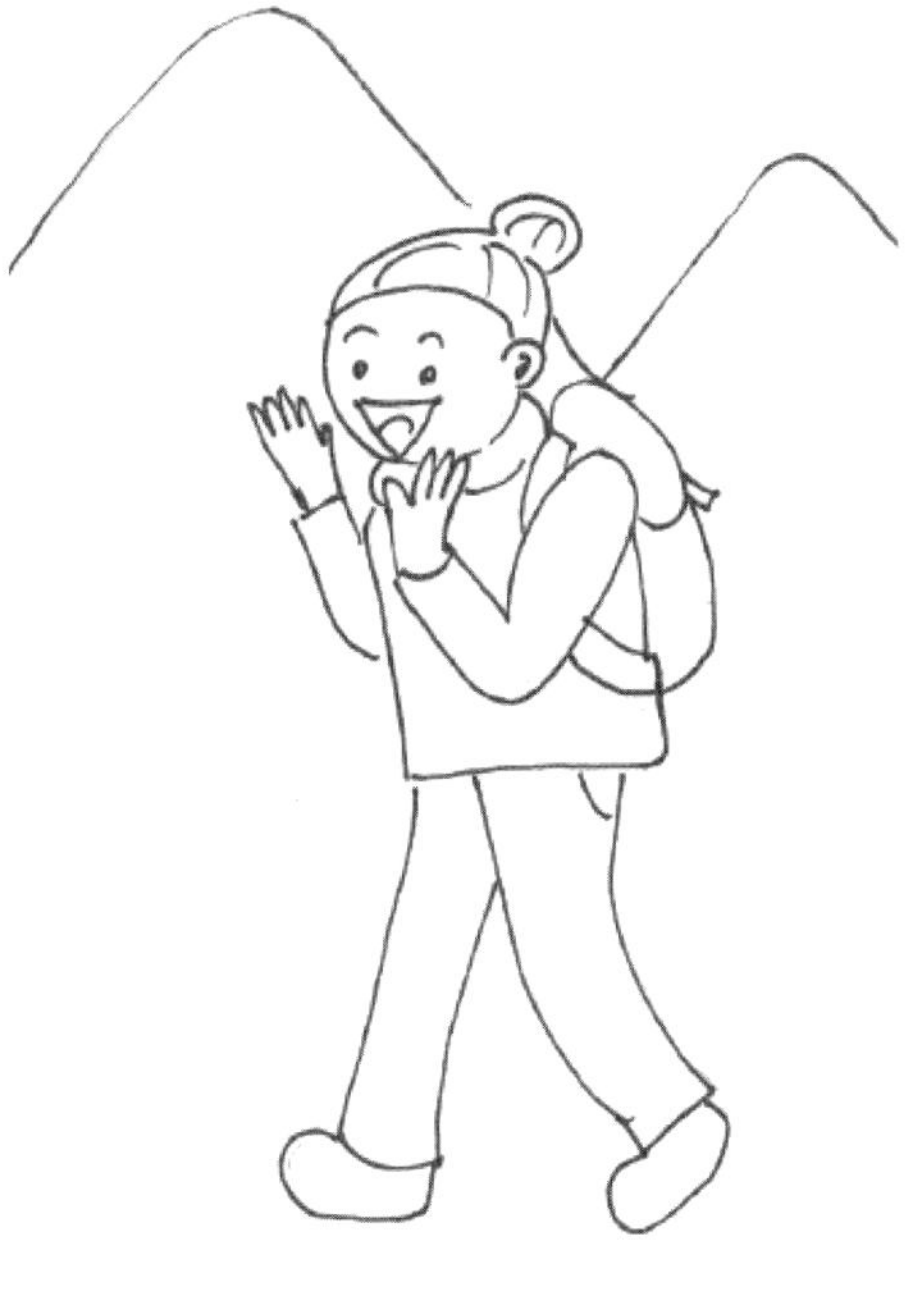

ゆ

# ゆとりでゆうゆうゆっくりと

六十代はのんびりゆっくりしたいと考えています。この六十年間は、普通の人の三倍くらいがんばりすぎた人生だったのではないかと思います。大学の文学部に入学して学生放送局でアナウンサーを行い、大学院入学後には群馬テレビの番組の司会を一年間行いました。大学院卒業後の二十五歳のクリスマスに医学部再受験を決意し、四月からの予備校での第二の受験勉強漬けの十カ月間で医学部に合格しました。医学部の六年間と卒業後の二年間の研修医時代は寝る間も惜しんで勉強しました。その後、臨床医は一週間に一回にして、基礎医学の研究者となりました。学位論文のために先行研究を頼りに認知症患者のDNA多型解析のやり方を教わり、血液からDNAを抽出してデータを解析しました。その後も、終わりのない論文を書き続ける研究者生活の日々でした。しかし、その間に、結婚をして不妊治療を経て娘を授かり、保育園や近所の知人を頼って子育てを行い楽しい家族の時間を過ごすこともできました。そして、昨年、娘も医学部に入学できました。ここまで来ることができたのも、周囲の理解と援助があったからこそと感謝の気持ちを忘れないようにしていますが、数多くの研究論文の山をみると我ながら可哀想になり涙が出てしまいます。しかも怒られることはあっても褒められることの少ない人生でした。「もういいよ。がんばってきたよ」と自分自身を褒めてあげたいと思います。

そして、令和二年にはこんな私にも朗報がありました。これまでがんばって書いてきた医学論文の業績が認められて、日本女医会の最高の賞である吉岡弥生賞を受賞することができました。賞状と盾は私の宝物となりました。

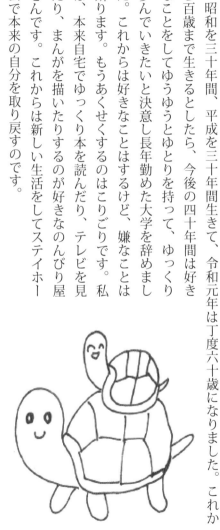

昭和を三十年間、平成を三十年間生きて、令和元年は丁度六十歳になりました。これから百歳まで生きるとしたら、今後の四十年間は好きなことをしてゆうゆうとゆとりを持って、ゆっくり歩んでいきたいと決意し長年勤めた大学を辞めました。これからは好きなことはするけど、嫌なことは断ります。もうあくせくするのはこりごりです。私は、本来自宅でゆっくり本を読んだり、テレビを見たり、まんがを描いたりするのが好きなのんびり屋さんです。これからは新しい生活をしてステイホームで本来の自分を取り戻すのです。

よ

# 余暇に読む本のしおりは四つ葉のクローバー

「余暇の趣味は読書」という人が意外に多いでしょう。実は、私もずっと読書が趣味です。小学校の頃、父親の仕事の関係でアメリカミシガン州アンナーバーに住んでいました。初めて小学校に行った日に、担任の先生から図書室の本の借り方を教わりました。小学校一年生で六歳の私は、もちろん全く英語は聞いたことはありません。しかし、先生の言っていることが分かったのです。その時、先生は図書室に連れて行き、「図書室で本を選んで手続きをすれば家に持ち帰っていいです」と話して下さいました。初めて英語を理解できた瞬間です。先生は、何故か、「本、本」と何度も日本語で話してくれたと感激しました。今思えば、家に持ち帰っていいということを強調して「ホーム、ホーム」と言っていたのだと思います。その日から、週に一回は図書室に通う生活が始まりました。アメリカでは当然日本語の本はありません。しかし、最初はなるべく絵の多い本を選んできて読んでいたのです。アメリカの小学校は日本と違って、一人ひとりが練習問題をこなしていき、A（優）をもらえれば、どんどん前に進んでいくことができます。いつの間にか私はクラスのトップクラスになっていました。この二年間は人生の中で唯一の優等生でした。

そんな大の本好きの私は、今でも読書が趣味です。また、本に挟むしおりも好きで、旅行に出かけたときにちょっとしたお土産にしおりを買うことがあります。若い頃、四つ葉のクローバーをもらったので、本の間に挟んで乾燥させて、厚紙に貼り付けてしおりを作ったことがあります。いつの間にかその四つ葉のクローバーもどこかに行ってしまいました。ロマンティックな夢を見ていた若い頃のことです。今では、ミステリーばかり読んでいますが、若い頃を思い出して、四つ葉のクローバーのしおりでラブストーリーでも読みましょうか。

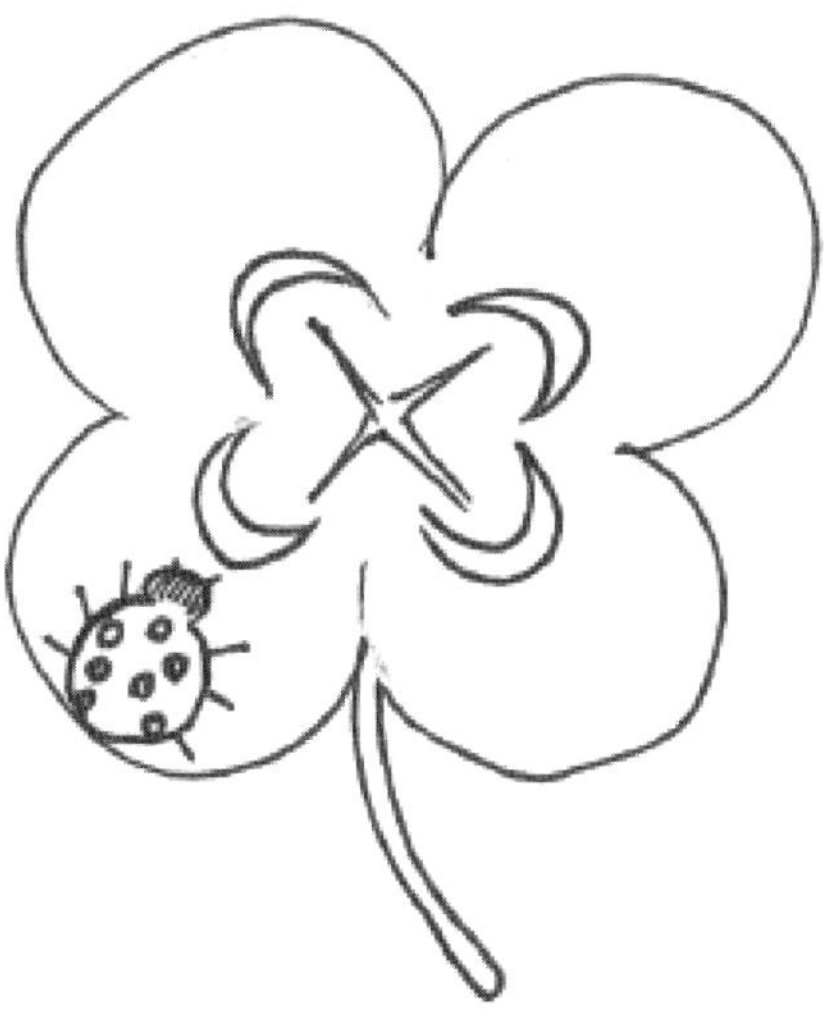

## コラム「あとは野となれ山となれ」

今さえ良ければ、これから先はどうなってもかまわないといった無責任な発言のときに使われます。野や山は、何にもないつまらないものとして考えている言葉です。しかし、野山には自然の恵みがたくさんあります。「フィトンチッド」は、樹木が発散する、細菌などの微生物を抑制する作用を持つ化学物質です。森林浴をするとこの物質が体に入ってきて、リラックス効果があり免疫力が高まると言われています。さらに山歩きをすることにより血圧が下がったという報告もあります。また、野草は山菜や薬草として使用されます。ヨモギはキク科の多年草であり、食欲増進、高血圧など広範な薬草として知られています。コンフリーは、ムラサキ科の多年草で、下痢止め、青汁として使われます。ウイキョウはセリ科の多年草で、健胃に利用され、ハーブとしても人気があります。カンゾウは、マメ科の多年草で漢方に最も広く使われる薬草です。ゲンノショウコは、フウロソウ科の多年草で、下痢や便秘の消化器系の薬草として有名です。従って、野山はくすりの宝庫とも言えます。

里山を守ることは人の生活には大切なことです。さらに環境問題の視点から森林破壊が進む弊害を人類はもうすでに良く知っています。「あとは野となれ山となれ」と無責任に樹木を伐採することで、地球上の温暖化が進んでいます。温暖化により、天変地異が起こる可能性があります。新しいウイルスの蔓延も環境破壊が関わっているのかもしれません。

## コラム「朱に交われば赤くなる」

中国のことわざから来ている言葉で朱色のものと一緒にすると赤くなることから、人は環境や他人に影響されやすいことを表します。「みかん箱の中の腐ったみかん」という表現もあります。医学的には伝染や感染と表現できます。2019年中国の武漢から始まった新型コロナウイルスはあっという間に中国全土に広がり、日本や韓国にも拡大しました。そして、2020年2月から4月にかけてイラン、イタリア、スペイン、アメリカ、イギリス、ロシアと世界中に広がりました。1人の感染者が毎日2人ずつ移していったら、いずれは莫大な数にふくれあがっていきます。どこかでこの感染の連鎖をやめるには、厳格な隔離しかありません。そのために、外出規制や都市封鎖などの厳しい対策で対応しなければなりません。

外出しないで自宅でゆっくり優雅に過ごすことも、いつもせかせかしている現代人には自分を見つめ直すいい機会になります。もともと極度の「お宅」な私は、家で本を読み、録画したテレビ番組をのんびり見ることが大好きです。普段からあまりに家から出ないので、ダンススタジオでは社交ダンスだけでなく健康増進して免疫力を高めるために自力整体やバランスボールのエクササイズを始めました。

しかし、スポーツジムや高齢者のデイサービスや病院でコロナウイルスの集団感染が起こりました。すべて健康になるのために行くところですので、感染拡大にはショックを隠すことができません。ウイルス感染が流行している時期は、入院設備のある病院や高齢者が入居している特別養護老人ホームでは、家族でも外部からの面会を制限しています。免疫力が低下している病人や高齢者はウイルスに負けてしまいますから、密閉、密集、密接の「三密」は避けなければなりません。

ら

# ラジオ体操、元気はつらつランランラン

日本人なら誰もがラジオ体操の音楽で自然と手足が動いてしまいます。ラジオ体操の歴史は古く、昭和三年十一月一日朝七時に東京中央放送局から初めて放送されたそうです。この時に放送されたものは旧ラジオ体操第一で、その後旧ラジオ体操第二、第三が作られたようです。昭和二十六年五月に現在のラジオ体操第一ができて、翌年にラジオ体操第二が作られ、現在まで引き続き放送されています。現在のラジオ体操の普及は小学校や中学校の体育の時間で教育されたので、お年寄りから子どもまで音楽と始まりの号令とやり方の簡単な説明が流れると自然に体が動いてラジオ体操を行うことができます。これは全国どこでも同じでその普及率には驚かされます。私も中学生の体育の時間にラジオ体操をきちんと正しく行う試験があり、腕や足の曲げ伸ばしや背伸びの時の背筋の伸ばし方などを細かく教えられました。運動が苦手な私は、あまり高い点数ではなかったと思いますが、体操部のクラスメイトは形が決まっていて、とてもきれいで上手でした。

ラジオ体操の消費カロリーは第一と第二を続けて行うと約二十五から三十五キロカロ

リーとなるそうです。また、全身の筋肉を使い、ストレッチ、柔軟、跳躍、深呼吸と基本的な運動を取り入れている体操としては完成形なのです。誰にでもできるという利点が後押しして、健康教室でも利用されています。

また、ラジオ体操というと小学生の夏休みの早朝という印象が強いですが、最近は町内会で大人のラジオ体操が盛んです。年を取ると朝早く起きてしまうものです。早朝のジョギングやウォーキングを行っている人もいますが、一人では長続きしません。できれば、四、五人の仲間と楽しく広い屋外で運動できると気分も朝から「ランランラン」と上がってきて、日内リズムも活性化されます。早朝のラジオ体操が元気はつらつの源につながることでしょう。

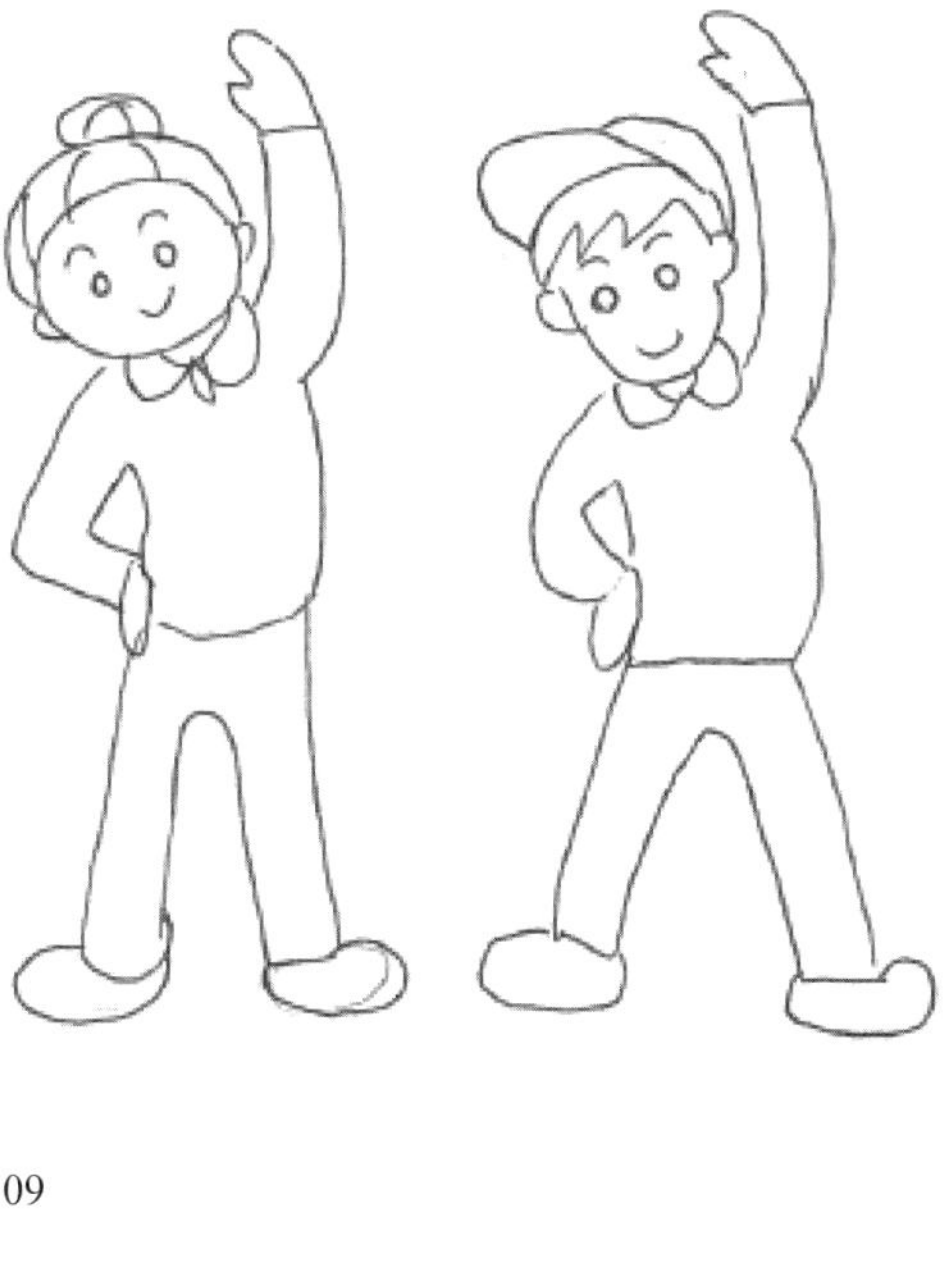

## り

# リハビリでリズムに乗ってリフレッシュ

　リハビリをしたことはありますか。リハビリテーションは、ラテン語で「re= 再び」「habilis= 人間らしくできる」であり、「再び人間らしくできる」という意味です。日本語では、機能回復訓練などと言われ、怪我や病気の治癒後、日々の積み重ねによる練習や訓練によって徐々に以前の状態を取り戻すことを言います。しかし、リハビリテーション医学の歴史は浅く、戦後に登場して昭和四十年頃から広く普及されました。

　体力や筋力のみならず、最近は心のリハビリもあります。特に、うつ病は心理的フレイル状態であり、長期休暇中の職場復帰プログラムは、最近よく活用されています。心のリハビリの鉄則は「慌てないこと」です。最大限に時間をかけて、ゆっくり行うことが大切です。私の患者さんの中には、三年間会社を休職して、その後復職できた方がいます。プログラムは個々の特性に合わせたもので行うことが一番です。実は、その方は二回の復職プログラムに失敗して、もう復職は無理かなと思ったところ、復職プログラムではなく、通常の精神科デイケアプログラムで改善し復帰できました。精神科デイケアプログラムでは、それぞれが自分の好きなことをやっています。時間的な拘束は朝のミーティングと昼食前のミーティングと帰りのミーティングだけという施設もあります。その人は、運動があまり好きではなかったのですが、ソフトバレーボールという精神科のリハビリで行っている競技にはまり、熱中できる好きなことができたことが幸いしました。一緒に競技する仲間もできてみるみる顔色が良くなりました。心のリハビリに運動は最適です。運動は、「いち、に、いち、に」というリズムに乗って行うとより効率的であると言われています。みんなで汗を流せば、くよくよしていた自分が馬鹿らしくなって前向きになれるのだと思います。また、怒りや悔しさという感情を運動にぶつけることで気持ちをリフレッシュすることができます。

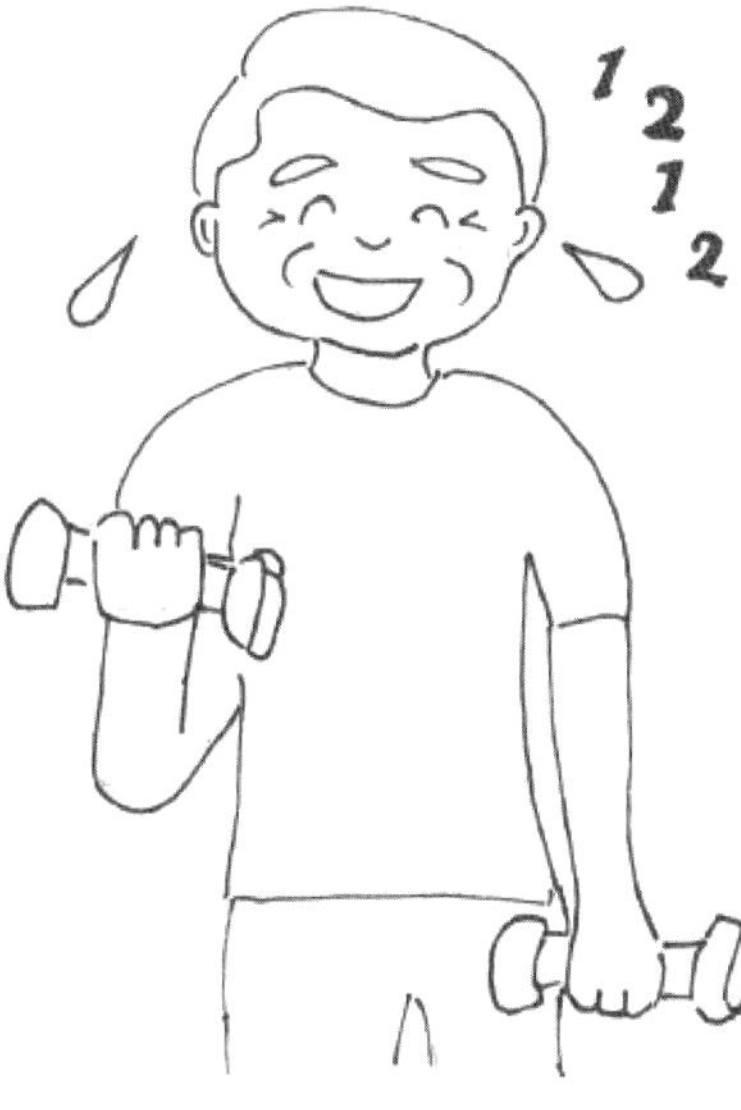

## る　ルビーをつけてルンバでルンルンと

ルビーは、七月の誕生石です。私は三月生まれですが、家族に七月生まれが多く、ルビーは憧れの宝石です。血のように深い赤は、時に人生を狂わせるとも言われています。年を取っても女性は、おしゃれをした方がいいです。たまには、本物の宝石をつけて社交ダンスを踊ってもいいのではないでしょうか。

また、社交ダンスのラテンアメリカン種目であるルンバは男女の愛のかけ引きを描くような情熱的なダンスです。四拍子のリズムでゆったりと体を柔軟にドラマチックに踊ることが基本です。私には最も苦手な種目ですが、もし上手に踊れたら人生の中で最高なダンスになると思います。「ルンルン」気分になれますので、女性には人気が高く踊りたいダンスナンバーワンだと思います。

ダンスを始めると、人からどう見られるかと視線がとても気になってきます。体についている無駄なお肉を落として痩せなければと思いますが、なかなか実現には至りません。少なくとも背筋を伸ばしてお腹に力を入れて姿勢良く踊ろうと心がけています。

いつまでも、ときめきを忘れないことは美しさの秘訣です。年を取ったからと言って、髪の毛はボサボサで、地味な色の洋服ばかり着ているのは良くありません。還暦を過ぎたら、赤を積極的に取り入れましょう。古くから赤は魔除けにもなります。しのびよる老い、病、死といった悪いものから、守ってくれるのが赤いものです。派手な赤い洋服は着られないという人には、きれいな赤い宝石のついたアクセサリーがお勧めです。ルビー、ガーネット、赤珊瑚などがあります。珊瑚は三月の誕生石なので、私も身につけることがあります。

街角で見つけた珊瑚に見えるブレスレットは、とても手頃でお気に入りです。

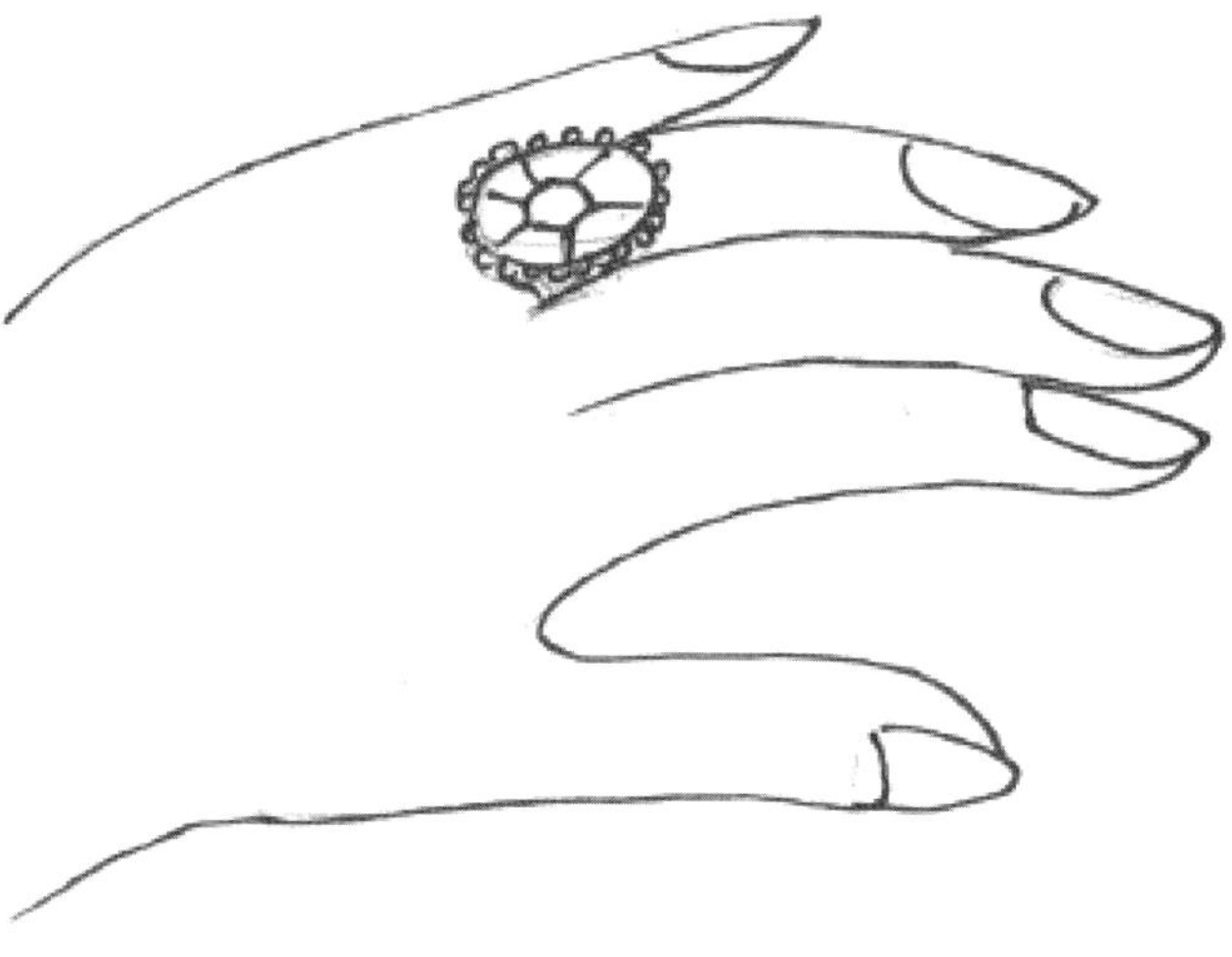

## れ　レクリエーション、練習重ねてレベルアップ

レクリエーションとは、余暇を利用して日常生活の疲れを癒す娯楽を行うことです。一人でやるというよりは仲間と一緒に行うことが多いものです。初めてこの言葉を聞いたのは、小学校の時の林間学校のことだと記憶しています。ラジオ体操、カヌー、登山などきつい予定の中に、昼食後のレクリエーションとあり、クラスごとにハンカチ落としや伝言ゲームなどのゲームを楽しみました。キャンプファイヤーのフォークダンスもレクリエーションでしょうか。

レクリエーションは本来、練習するものではありませんが、今回、お勧めするのがかるたです。いろはかるたがありますので、あいうえおかるたがあってもいいのではないでしょうか。今回、私はフレイル予防のためのあいうえおかるたを作成しました。このかるたを老人会やお達者サロンなどの介護予防教室で活用してほしいものです。

読み札は、リズムのいい覚えやすいものにしました。絵札は大学生に描いてもらいました。若々しい感性に触れることも介護予防には大切です。私の出身地である群馬県は上毛

かるたが盛んです。小学生の時に覚えていくつになっても忘れないものです。また、百人一首は全国的に人気で、古典の勉強にも最適です。

大きな声で読んでオーラルフレイルも予防できます。競い合うことはいくつになっても楽しいものです。初めてやるときはとまどいもありなかなか札を取ることができませんが、読み札の文言を覚えてしまって取り札の絵を覚えてしまえば、簡単に取ることができます。レベルアップすれば、いつの間にかたくさんの札が手元に集まって、楽しい気分になります。日頃のストレスを忘れて楽しく興じるのがレクリエーションです。

かるたは世代間交流もできて誰にでも楽しいものですが、少人数で三密を避けて楽しめるのも利点です。

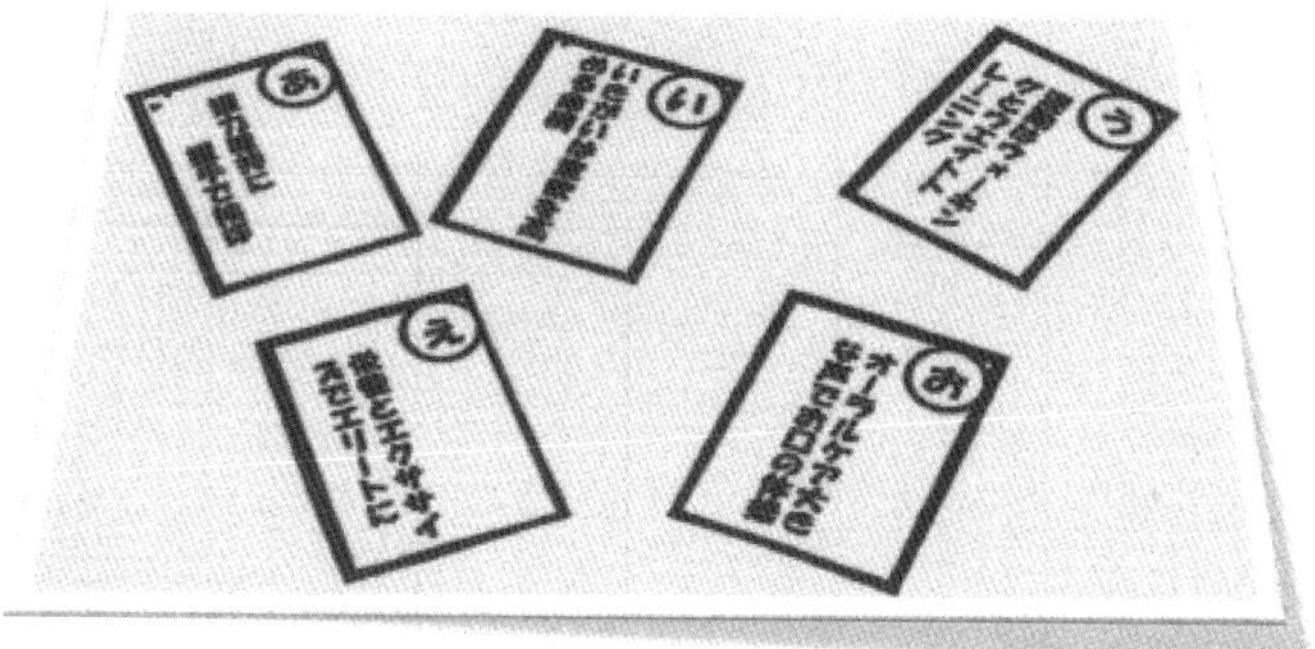

# ろ ロコモ予防、ロックンロールでロコモトレーニング

ロコモティブシンドローム（以下ロコモ）をご存じですか。ロコモは運動器の障害のために移動する機能が低下した状態です。日本語ではもっとなじみの薄い運動器症候群と言います。加齢に伴う症候群で関節や骨や筋肉の異常で起こすことになります。特に関節の障害は、六十歳以上の半数以上の方にあると言われています。なぜ、ロコモ予防をしなければならないかというと転倒の危険があるからです。

自分のロコモ度は、ロコモチェックで自ら測ることができます。以下の七つの項目は骨や関節、筋肉などの運動器が衰えているサインです。一つでも当てはまれば、ロコモの心配があります。

①片足立ちで靴下をはけない。
②家の中でつまずいたり、すべったりする。
③階段を上るのに手すりが必要である。
④家のやや重い仕事が困難である。

⑤二キログラム程度の買い物をして持ち帰るのが困難である。
⑥十五分くらい休まず歩き続けることができない。
⑦横断歩道を青信号で渡りきれない。

ロコモティブシンドロームは毎日の運動習慣とバランスの良い食生活で予防できます。ロコモトレーニングとして毎日やってほしいのが、「片足立ち」と「スクワット」です。「片足立ち」は一日三回左右一分間やります。転倒しないようにつかまるものがある壁際などのところでやります。「スクワット」は肩幅より少し広めに足を広げて立ち、つま先は三十度くらいずつ開きます。膝がつま先より出ないように、また、膝が足の人差し指の方向に向くように注意してお尻を後ろに引くように体を下にしずめます。

ロックンロールのリズムは高齢者には不向きな気がしますが、社交ダンスではジャイブの種目がロックンロールの曲を使用します。ジャイブは、ひたすら笑顔で楽しく踊ることが大切ですのでロコモ予防としては最適です。

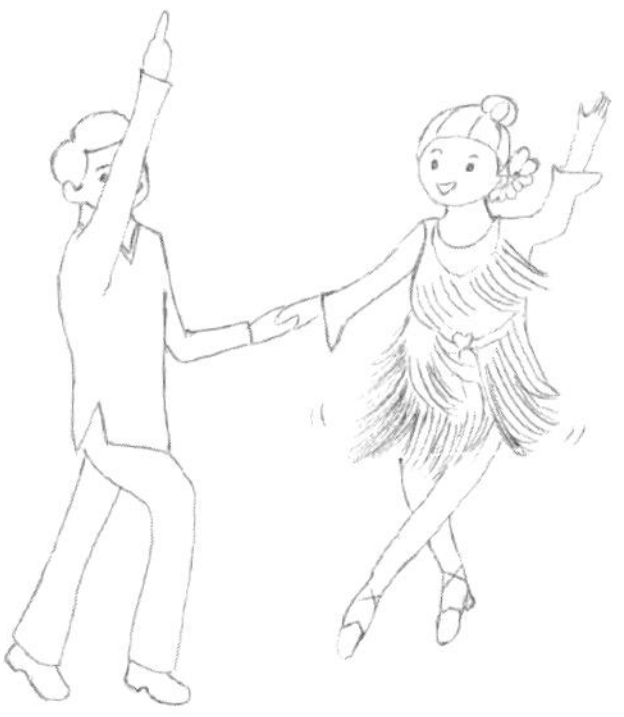

## コラム「馬子にも衣装」

馬子という職業を知っている人は少ないと思います。「孫」と勘違いしている人も多いようです。よっぽどの時代劇ファンでないと見逃してしまうと思いますが、私はテレビの「水戸黄門」に出てきて初めて知りました。江戸時代に馬の世話をしている下働きの人でほとんど裸のようなふんどし姿でした。そこで、どんな人でも身なりを整えれば立派に見えるということわざです。

実は、私もそうなのですが、中高年の女性が社交ダンスを始めるきっかけの1つには、きらびやかなドレスを着たいという思いがあります。普段の生活ではおしゃれをすることもない働く主婦にとってドレスは憧れです。でも結婚式以来ドレスを着たこともないというのが常でしょう。私が通っているダンススタジオでは、年2回の発表会があり、ここぞとばかりに、おしゃれをしてドレスを着て、高価な宝石をつけます。たんすの引き出しに眠っていた宝石が出番となる日です。集合写真の皆さんの笑顔は普段の数倍きれいです。ただし、「馬子にも衣装」とは言われたくないので、発表会に向けての練習はいつにもましてがんばります。衣装に見合ったダンスを披露することが目標になります。

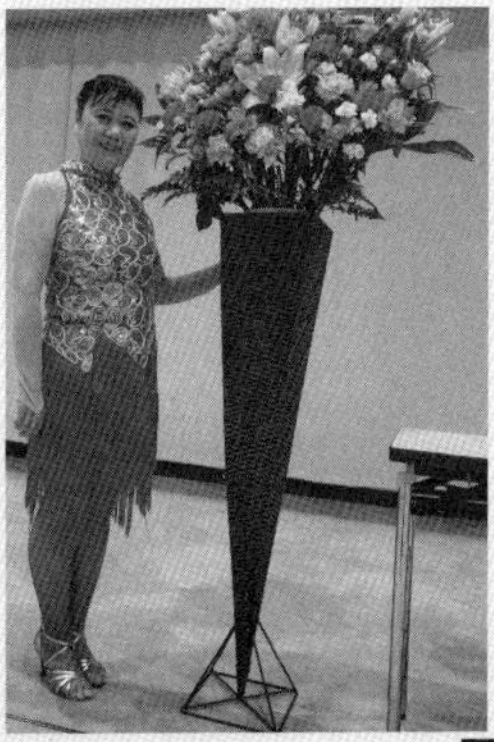

## コラム「転ばぬ先の杖」

今後起こる災難を予期して準備をしておくという意味のことわざです。転倒は、高齢者にとっては本当にひどい災難をもたらす危険があります。それは、寝たきりです。転倒して大腿骨を骨折して寝たきりになってしまった人はとても多いのです。しかも、骨折による脳梗塞が起こります。なぜ、骨折で脳の血管が詰まるのか不思議に思う人が多いかも知れません。骨折すると血液中に骨や組織の成分が溶け出します。特に脂肪細胞が血液中を運ばれて脳の血管を詰まらせます。そうすると脳塞栓症という脳梗塞を起こします。その結果、血管性認知症も発症して、あっという間に進行してしまいます。「あのとき転ばなければこんなことにはなっていない」と後悔しても後の祭りです。転んだ1、2年後には認知症で寝たきりの要介護5という最重度に進行する場合もあります。従って、「転ばぬ先の杖」はお年寄りにとっては非常に大切なものなのです。

杖は重要なリハビリの道具です。杖を使ってでも自分自身の足で歩けることは素晴らしいことです。リハビリの基本は、その人の能力を最大限に引き出すことです。杖では不安定で危険だという方には、歩行器があります。歩行器を使用して自力で歩いて、なるべく、車いすは最後の手段としたいものです。廃用症候群といって、自分の筋肉を使わなくなるとどんどん筋肉が衰えてしまうものです。いつの間にか寝たきり生活になってしまいます。なるべく持っている筋力は維持しましょう。

そして、筋力をさらに向上させることも大切です。

わ

## 笑いで若返りワンダフル

笑いで病気を治した人で有名なのが、パッチ・アダムスです。彼は、アメリカの実在の精神科医師でクラウンドクターと言われました。世界中の人に愛と笑いを届けたドクターです。クラウンとは道化師・ピエロのことです。ピエロに扮して病院で愛情あふれるハグとユーモアを交えながら患者さんを癒していく実在の人物です。映画にもなりましたので日本の多くの人の記憶にもあることでしょう。

笑いは、免疫力を高めて病気を治す力があります。日本では、病院で落語を行って治療するプロの落語家で真打ちになった医師もいます。笑うと自律神経のバランスを正常化してリラックスさせるというので気分が沈んでうつ状態になっている人は無理にでも笑うようにしましょう。最低一日に一回は大きな声で笑ってみましょう。

「笑いヨガ」をご存じですか。笑うこととヨガの腹式呼吸を合わせたものです。「笑いヨガ」は、「ラフターヨガ」とも呼ばれ、二十五年前にインド人医師によって始められました。十分間から十五分間も笑い続けなければ笑いの効果は発揮できません。そこで、みんなで集まって笑い続ける「笑いヨガ」を考案したそうです。まず、手のひらすべてを使って手拍子します。次に腹式呼吸で「ほっほっほ、はっはっは」と声を出してみます。深呼吸を深くするために息を吐き出します。次に息を思いっきり吸い込みます。そして「わーはっはっはっは」と笑いながら息を吐き出します。そして、最後は手拍子しながら「ヤッターヤッター、イェーイ」と声に出して言いましょう。実際体験した人に話を聞くと、「やった後にすっきりした」「気分が解放された」と言う意見がありました。作り笑いが本物の笑いと効果に差がないことがわかっています。

悲しいことやつらいことがあって笑えないときは、笑いヨガを一人で実践してみましょう。笑わないで無表情の人はかえって老けてしまいます。ニコニコ笑ってできる目尻の笑いしわは悪いものではありません。眉間にしわが寄っているよりは、目尻にしわがあるほうが若々しく元気に見えます。

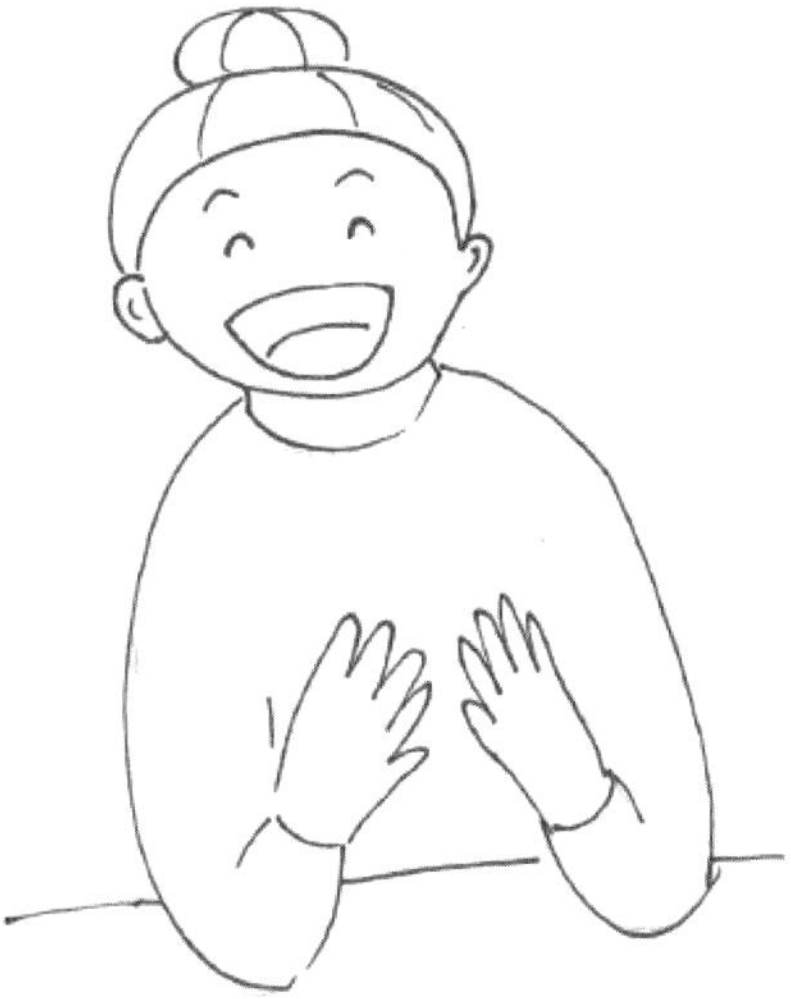

## コラム「笑う門には福来たる」

いつもニコニコしていて笑っていれば、自然と幸運がめぐってくるということわざです。このことわざの影には、「つらいことがあっても笑っていよう」という思いが隠されています。最後には必ず良いことがやってくると信じてある一定の期間はがまんしなければなりません。令和２年は、新型コロナウイルスが世界的に蔓延して大変な年となりました。オリンピック・パラリンピックのハッピーな年から一転、宴会も旅行もお祭りも楽しいことはすべて自粛しなければなりません。それでも、誰もが不安を抱えるなか、自宅でのオンラインエクササイズなど工夫次第では楽しめることもあります。ＤＶＤで映画を観ることもできます。こんな非常時だからこそ、かえってコメディ映画で大笑いするのも良いでしょう。

「苦は楽の種」とも言います。こちらは、そのものズバリ、苦労すれば、将来は必ず楽ができるという意味です。しかし、病気はそうはいきません。激しい痛みや苦しみが長く続き「こんなに苦しいのなら死にたい」と安楽死を願う人がいることも事実です。病気になって痛みが続いていたら笑っている場合ではありません。そんなときには緩和ケアがあります。すべての痛みを緩和する医療です。痛みには、身体的、精神的、社会的、スピリチュアルな痛みがあります。緩和ケアは終末期の医療やがんの末期に特化するものではなく、痛みがあるすべての状態が適応になります。病気で苦しんでいる方には痛みを忘れて笑顔を取り戻してほしいものです。

# 第二章
# フレイル予防のための基礎知識

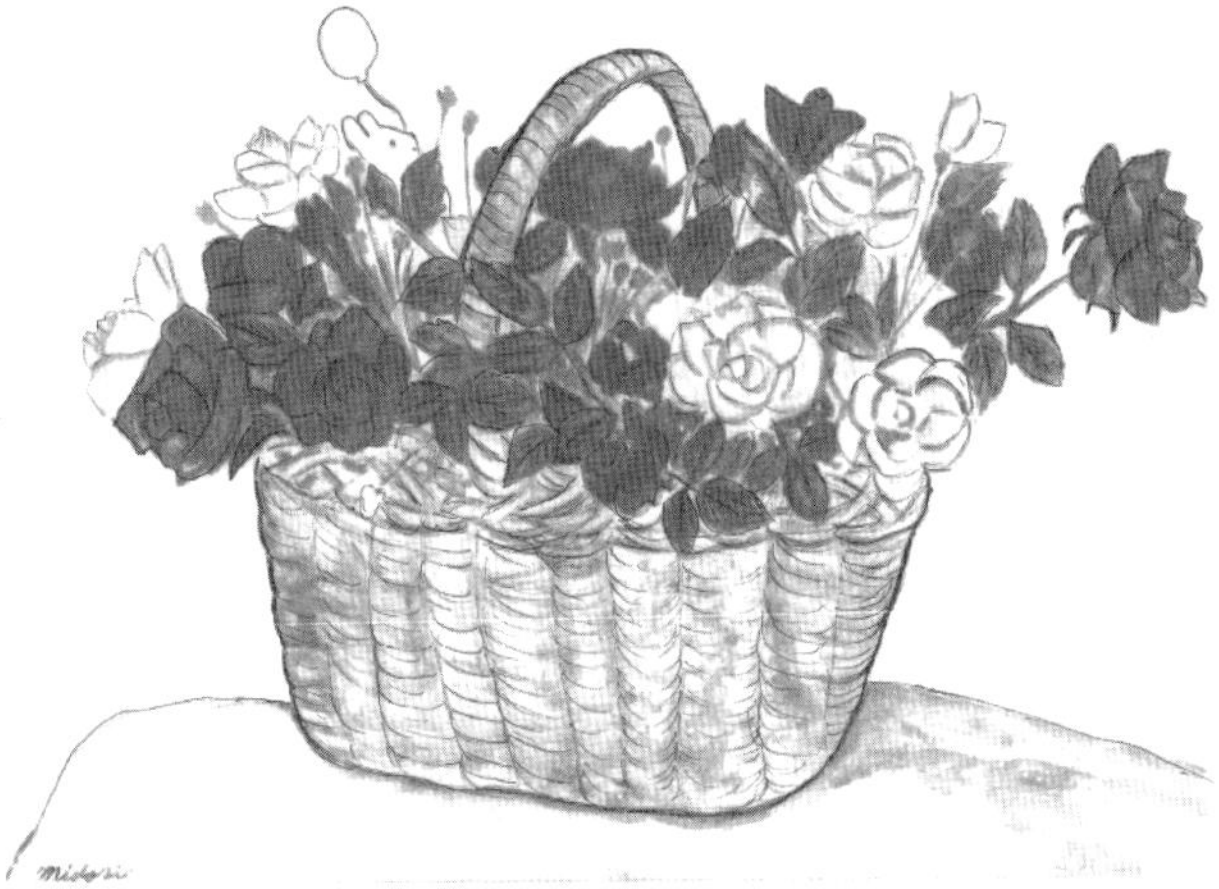

## 1. フレイルの定義　フレイルとはどのような状態か

日本の六十五歳以上の人口（老年人口）割合は平成三十年で二十八・一％です。これは十五歳未満の子どもたちの二・三倍となり、今や世界でも肩を並べる国がない超高齢社会です。令和七年には、ゆうに三十％を超えると予測されています。人生百年時代ともいわれています。しかし、年を取ることによる衰えは避けられないものです。当然のように、年を取って体が弱ってくるのも仕方がないことでしょう。加齢に伴う身体的、精神的虚弱（脆弱性）のことを「フレイル」と呼ぶことを平成二十六年に日本老年医学会が提唱しました。しかし、その診断方法がまだ明確になっていません。今、最も一般的に使用されるのが、表1に示した日本版の Cardiovascular Health Study（ＣＨＳ）基準です。

年を取ってフレイルになってくるのは仕方がないとあきらめる前に、自分の周りを見渡してみましょう。同じ年齢なのに、ずいぶんお元気で若々しい方も多いことに驚くことでしょう。フレイルの状態は避けられないかもしれませんが、いつ訪れるのかは個人差がとても大きいのです。フレイルは要介護になる前の状態であり、特に大きな病気がないのに

| 項目 | 評価基準 |
|---|---|
| 体重減少 | 6カ月で2～3kg以上の体重減少 |
| 筋力低下 | 握力：男性＜26kg、女性＜18kg |
| 疲労感 | ここ2週間わけもなく疲れたような感じがする |
| 歩行速度 | 通常歩行速度＜1.0m/秒 |
| 身体活動 | ①軽い運動・体操をしていますか。<br>②定期的な運動・スポーツをしていますか。<br>上記2つのいずれも「週に1回もしていない」と回答 |

表1　フレイルの診断基準
フレイル：3項以上該当、プレフレイル（フレイル前段階）：1～2項該当
日本版CHS基準（フレイル診療ガイド2018年版より）

もかかわらず起きてきた場合は予防対策を講ずることで、元気な状態に戻ることも可能なのです。年を取っても若々しくいたいとは、誰もが願うものです。日々自分自身を磨いてフレイルにならないように心がけてみませんか。

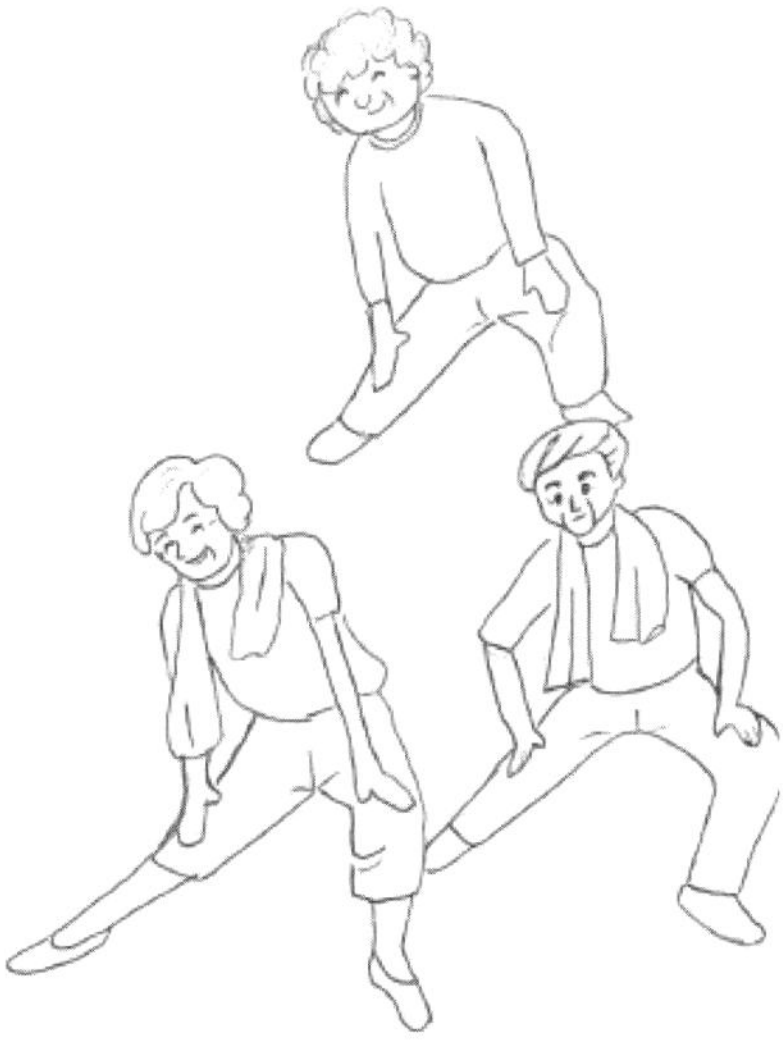

## 2. 身体的フレイル　筋肉の衰えの指標である握力を維持する

高齢になって体重が減少することは避けられない事実です。特に七十五歳以上になると大きな病気をしてもいないのに、痩せてくることがあります。それは、筋肉の減少によるものです。「がんかもしれない」と不安に思って、あちこち検査している人がいますが、なかなか大きな病気は見つからないものです。それはそれでとても喜ばしいことなのですが、とても不安に思って浮かない顔をしている方たちがいます。筋肉減少症はサルコペニアと呼ばれますが、サルコペニアにはならずに筋肉がある程度維持できているのなら、体重は軽いほうが動きやすくなります。ひざ関節への負担も少なくなります。

理由もなく体重が減少してきたら、ひとまず、筋肉が衰えていないか握力を測定してみて下さい。フレイルの診断は、男性二十六キロ未満、女性十八キロ未満ですが、男性で三十キロ、女性で二十キロを超えている場合は全く問題がありません。その握力なら十分な筋力が維持できていると思います。

私は、U市の介護予防教室に参加した人を対象に教室の初日と最終日に「あなたの健康

| | 高握力群(n=147) | 低握力群(n=70) | 高握力群と低握力群の比較 |
|---|---|---|---|
| 主観的健康感 | 大変良い・良い | 大変良い・良い | 有意差 |
| 初日 | 52（35.4%） | 21（30.0%） | なし |
| 最終日 | 86（58.5%） | 30（42.9%） | あり |

表2　高握力群と低握力群間の主観的健康感の比較

状態はいかがですか」という質問に答えて頂きました。自分自身の健康状態を自己評価する主観的健康感にあたります。「大変良い・良い」と自己評価した人の割合を男性で握力が三十キロ以上、女性で握力が二十キロ以上の人を高握力群とし、それに到達していない人を低握力群として比較したところ、上の表のような結果となりました。全員六十五歳以上で平均年齢が七十五歳と高齢者の方々ですが、この基準をクリアできている高握力群は低握力群の二倍以上います。

この表2を説明しますと、もともと健康状態が良いと感じている人の割合に大差なかったにもかかわらず、介護予防教室に参加したことで健康状態が良いと感じる人が握力を維持できている人たちの方が統計的有意差を持って多くなっていたということです。

さらに、高握力群の人たちは、開眼片足立ち（目を開いたまま片足で立っていられる時間）、タイムドアップアンドゴーテスト（椅子から立ち上がって三メートル先の目印を回って椅子に戻ってくる時間）、認知機能を測定するかなひろいテスト、口腔機能検査であるオーラルディアドコキネシス（パ、タ、カを一秒間に何回言えるか）で初日も最終日も低握力群に比較して良好な結果でした。つまり、握力は、健康状態の指標のみならず、他の身体機能の指標ともなるものなのです。

筋力を維持するためには、重りなどの負荷を与えた筋力トレーニングが効果的です。介護保険の適応があるデイサービスでもトレーニングマシンを置いています。今は、昔と違ってデイサービスで塗り絵をしたり、お遊戯みたいな手遊びをしたりするなどと言った子供だましは通用しません。それぞれが自分の趣味や特技を活かした高度なトレーニングを希望します。包括的高齢者運動トレーニングは、週二回九十分間のトレーニングを三ヵ月間、個別にトレーニングマシンを使用して行います。

「握力を高めるにはどうしたらいいでしょうか」としばしば質問されます。トレーニング器具としては、ハンドグリップがあります。自分の握力の八十％の重さのものを選ぶと効果的です。日常生活の中でも握力を鍛えることができます。雑巾を絞ったり、草むしりをしたりすると握力は強くなります。また朝起きたら両手を強く組んで握って伸ばしたり曲げたり十回繰り返しましょう。それから手首の運動をします。毎日欠かさず行うことで手の動きが良くなります。お風呂の中では水の負荷がかかるので、手を開いたり結んだりして十回繰り返してみましょう。これを水中グリップと言います。また、体を洗うタオルも十回強く握ってから使ってみて下さい。

また、お風呂上がりに自分の右手と左足、左手と右足で握手をしてみて下さい。クリームを足の裏から甲にかけて塗ってマッサージしてから足の指の間を広げて手の指を入れて、ぎゅっと握って指の屈伸を両足各十回します。それから軽く足首を回します。手の握力向上と足のむくみの解消と一石二鳥のフットケアです。特に、長距離を歩いた日や長時間の立ち仕事があった日には念入りに行うと良いです。全体重が足首にかかっていますので足の疲労は大きいものです。ハンドケアだけでなく、足のマッサージやフットケアを忘れないことが大切です。

写真　フットマッサージ

1．左手の指を右足の指の間に入れる

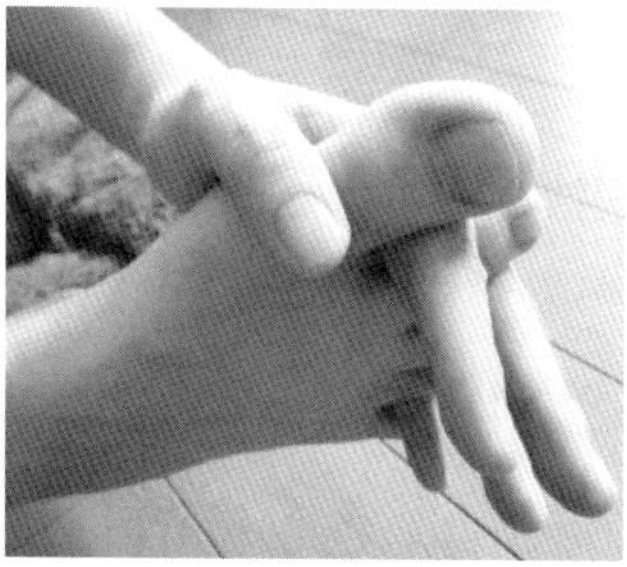

2．ぎゅと握って前後に指のストレッチをする

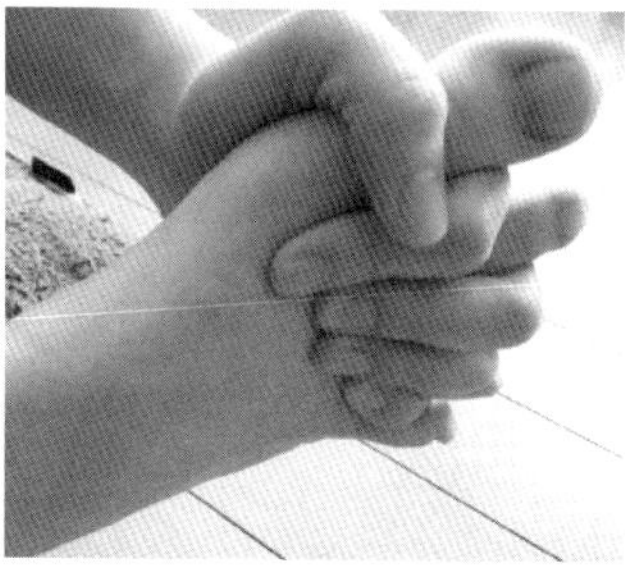

## 3. 精神的・心理的フレイル　ストレスはためこまないで睡眠で十分な休養を取る

退行期うつ病は中高年で発症するうつ病です。男性は若いうちに仕事をバリバリこなしていた人が管理職になる五十代以降に発症することが多いものです。女性の場合は、子育てが終わり、職場では何か厄介なお局扱いされてくる四十代後半から五十代の更年期に起きてくる方が多いです。男性も女性も五十歳は大きな節目でもあります。会社でも家庭でもこれまでと違う立場になってくるころです。男性は部下思いの上司、女性は家庭も仕事もしっかりこなしてきた有能な人がうつ病の前段階であるうつ状態になってしまいます。

まず、うつ状態に早めに気づくことです。必ず、うつ状態では仕事の能率が低下します。今までできていたことがかなり頑張らないとできなくなってきます。そして、食欲がなくなります。何でも美味しく食べていたのに急に食事が美味しく感じられなくなります。そして、夜の睡眠が十分とれなくなります。いわゆる不眠症です。不眠症には、三つのタイプがあり、「寝付けない人」「途中で何度も起きる人」「朝早く起きてしまう人」です。一番たちが悪いのが、朝早く起きてしまう人です。朝と言っても、深夜の二時、三時です。太陽が昇るにはまだ何時間もあります。だけど眠れません。これが早朝覚醒です。元気に起き上がることはできず布団をかぶってうつうつとすることになります。これは典型的なうつ病の症状の一つです。うつ状態に気づいたら、原因となっているストレスから離れるように休養を取ってみましょう。また、早めに精神科の受診をお勧めいたします。早期発見早期治療が精神的フレイルにも重要です。最近の一般的な抗うつ薬である選択的セロトニン再取り込み阻害薬（ＳＳＲＩ）とセロトニン・ノルアドレナリン再取り込み阻害薬（ＳＮＲＩ）は副作用も少なく、低用量でも十分な効果が得られます。しかし、短時間型の抗不安薬は一時的には心が軽くなりますが、効果が長続きしません。依存しやすく量が増えてしまいますので、なるべく飲まないようにしましょう。特に六十五歳以上の人は絶対飲まないようにして下さい。依存すると人格が変わってしまうことがあります。

男女とも五十歳には人生のピンチに立たされています。これをチャンスに変えてみませんか。抗うつ薬で睡眠や食欲に改善が見られたら、運動を始めることが大切です。うつ状態だからといって、家に閉じこもってばかりいたら、かえって悪影響です。最初は、家の周りを散歩するくらいでいいと思います。最初から張り切りすぎると長続きしませんので、徐々に距離を長くしていったらいかがでしょうか。注意点としては、夜、陽が沈んでからのお散歩はお勧めできません。太陽が出ているうちに出かけて下さい。次第に散歩からウォーキングに変えてみましょう。上下のトレーニングウエアをそろえてみましょう。やる気が俄然出てきます。何なら、ジョギングに変えてみますか。足が痛くなって走れない人は早足のウォーキングで十分です。この時期の中高年のジョギングから四十二・一九五キロメートルのフルマラソンに挑戦するようになった人もいます。もっとすごい人は百キロメートルのウルトラマラソンをするようになった人もいます。走ることが好きでない人は、自分で趣味としてできる運動を考えてみましょう。いろんなスポーツを思い描いて、ときめくかどうかで決めてみましょう。ゴルフやボウリングは年を取っても楽しめるスポーツです。

私の場合は、それが社交ダンスでした。ピンチをチャンスに変えた瞬間です。五十歳から十年間やってみて、ようやく楽しめるようになりました。生きがいができると仕事で嫌なことがあっても踊って忘れることができます。退行期のうつ病もこれで克服できます。楽しく運動することはうつ治療の特効薬です。

## 4．認知的フレイル
## 認知症予防には抗酸化物質を多く含む緑黄色野菜と
## DHAが多い青魚、日常会話を多く持つこと

実は、認知症は医師として私が最も得意とする専門分野です。ただし、医師は専門分野の疾患にかかりやすいという話を聞いてからは少し距離を置いています。医学博士の論文は、認知症と二つの遺伝子多型の結果をまとめました。その論文から、ちょうど二十年になります。当時としては、遺伝的因子が認知症の原因だと考えていましたが、それだけではないことを知ることもできました。遺伝的要素は認知症のなりやすさ（素因）を示すことはあります。アポリポ蛋白Eのε4を保有する人は六十代でアルツハイマー型認知症になる人の割合が保有していない人よりも高いことが分かっています。しかし、保有している人で発症しない人もいるので、アルツハイマー型認知症は生活習慣病でもあると言われています。遺伝的素因を知ることで極めて厳格な生活習慣の改善を行うことにより、アルツハイマー型認知症を予防することができるのです。また、血管性認知症は明らかに生活

習慣病です。動脈硬化の原因となる食生活、肥満、運動不足は危険因子です。また高血圧や糖尿病の人も要注意です。

「どうしたらぼけないでしょうか」としばしば質問されます。最も関係があるのが頭部外傷です。若い人はボクシングなど頭を強くぶつけるスポーツはやらない方がいいでしょう。また、お年寄りは転んで頭を強くうつことがありますので、注意して下さい。食べ物では抗酸化物質がいいとされますので、ビタミン、リコピン、ポリフェノールを多く含む緑黄色野菜がいいのではないかと思います。さらに、脳に届くＤＨＡを多く含む青魚が良いと報告されています。また、日常生活ではよく会話をする人はぼけないと言われています。会話は言葉のキャッチボールです。この場合、家族ではない人と話をすることが大切です。社会的活動から良い効果が得られます。相手の気持ちになって相づちを打ち、適切な受け答えをすることが大切です。人の話を聞かないで一方的に話したり、ちぐはぐな返事をしたり、ずっと黙っているのでは会話にはなりません。頑固な性格の人は認知症になりやすいと言われています。若い人の忠告にも耳を傾けて柔軟な思考を持ち続けるといいでしょう。しかも認知症になってしまうと会話がなりたたなくなります。こちらの質問におかしな返事をする場合、認知症が疑われます。しかし、年を取ると耳が遠くなりますので、聞こえているのかどうか確認する必要があります。耳垢が詰まっていることもありますので、老人性難聴がある場合は耳鼻科を受診した方がいいです。耳さえ聞こえればまったく認知機能に問題のない方もいます。

軽度認知障害（ＭＣＩ）とは、やや短期記憶障害があっても、まだ日常生活に不便がない状態です。アルツハイマー型認知症の始まりかもしれませんが、頭を使っていないことで一時的に起きてくることがあります。そのときは脳トレが効果的で正常に戻る可能性があります。脳トレとしては、文章を手書きすることと音読がお勧めです。どれだけ早く、つっかえずに読むかというのもトレーニングになります。今は本屋さんに行くと脳トレの本がたくさん出ているので、試しに買って読んでみるのもいいでしょう。

**認知症予防のための５「よう」**

1. 緑黄色野菜と青魚を食事に取り入れよう。
2. スポーツで肥満と運動不足を解消しよう。
3. 転倒予防で頭のけがに注意しよう。
4. 柔軟な心で若い人と会話しよう。
5. 文章を書いて音読しよう。

## 5. オーラルフレイル
## 口腔体操で大きな声を出すこと、自分の歯を二十本以上残すこと

オーラルフレイルとは、口腔機能が衰えることによって起こるフレイルです。心理的フレイルがきっかけになると言われています。うつ状態になってしまい口の中の衛生状態に無関心になり歯磨きもしないで、虫歯や歯槽膿漏により歯を失ってしまいます。８０２０（ハチマルニイマル）運動をご存じですか。八十歳になっても二十本以上の自分の歯を残そうという歯の健康増進運動です。うつ状態になると人と話すことを極力避けるようになります。食事も喉を通らなくなります。そうするとどんどん口腔の機能が落ちていきます。言葉を発しようにも小さな声でぼそぼそとしか話すことができません。何しろ喉の力が出ませんから、息を大きく吸い込むこともできず、いつもハアハア呼吸するようになります。これではいつも息苦しくてどんどん病気になってしまいます。

まずは、お腹いっぱいに息を吸い込んでみましょう。腹式呼吸ですので、息を吸ったと

きに胸ではなく、お腹が膨らみます。そして思いっきり息を吐いてみましょう。そのときはお腹がへこみます。この腹式呼吸を身につけると心理的フレイルとオーラルフレイルを同時に克服できます。腹式呼吸が身についたら、思いっきりお腹の底から声を出してみて下さい。大きな口を開けて「あ・え・い・う・え・お・あ・お」と滑舌良く、発声練習をしてみましょう。そして、最後には舌を出して、「べえ」とやってみましょう。

大きな声を出すことはストレス発散となり、口腔機能を保つことができます。カラオケや合唱、朗読、お芝居などを通じて仲間を作るのもいいことです。

次に、オーラルフレイルが進行すると食べ物の飲み込みが悪くなります。それが嚥下障害です。年を取ると誰もが起きてきますが、なるべく予防しましょう。飲み物や汁物を飲むとむせやすくなっていませんか。それが始まりです。噛む力が弱くなっていると固いものが食べられなくなります。なるべくよく噛む努力をしましょう。すぐにミキサーにかけたり、柔らかいもの中心になってしまうとどんどん噛む力がなくなってしまいます。口腔機能が低下してくると食事に時間がかかったり、食べる量が少なくなってしまって栄養失調に陥ったり、どんどん痩せてきたりします。

同じ口から入っていても、息は気管から肺に行き、食べ物や飲み物は食道から胃に行きます。なぜ、飲み物や食べ物が鼻や気管に入らないかというと軟口蓋と喉頭蓋という蓋があるからです。これが上手に閉じるのですが、万が一入ったとしても、むせて外に出すようにして肺には行かないようになっています。しかし、年を取れば取るほどこの蓋を閉じる機能が落ちてきて、誤嚥性肺炎を起こすことがあります。後期高齢者の死因に肺炎が多いのは、そのためです。

オーラルフレイルは命にも関わる状態をひき起こしますので、早めに予防することが大切です。

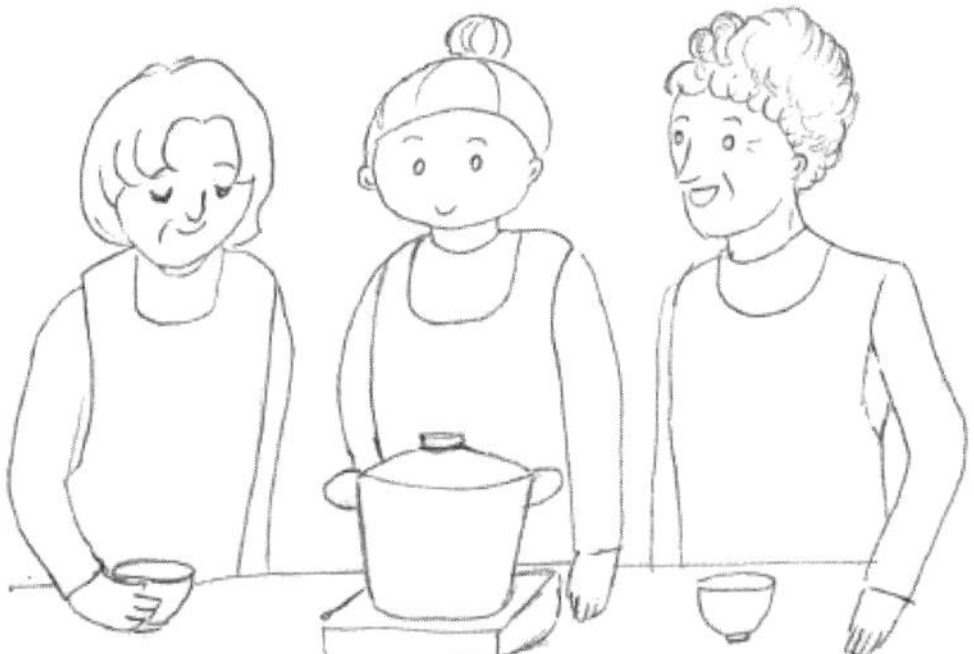

# 6. 社会的フレイル
なるべく外出して社会的活動を行うようにする

社会的フレイルとは、定年退職などで仕事がなくなることや自動車免許を返納したことで外出することができなくなって家の中に閉じこもってしまうことで起こります。若年者は引きこもりと言いますが、高齢者は閉じこもりと呼びます。家の中でずっとテレビを見ているという人がいますが、テレビは一方通行ですので会話をすることがなくなります。そうすると認知症の進行が早くなってしまいます。人付き合いが好きな人は社会的フレイルにはなりにくいですが、孤独を好む人はなりやすいのです。

男性の方は、仕事のようなボランティア活動をやると生き生きとしてきます。町内会の資源ゴミ回収や小学生の通学路の見守りを行っている方は、人のためになっているという思いがやる気を起こさせます。また、資源ゴミ回収はたくさん集まれば集まるほどそれだけお金にもなります。そのため仕事をしている充実感でみなさん楽しそうに資源ゴミ回収に励んでいます。

女性の方は、得意の料理を活かして食生活改善推進員をやることがお勧めです。食生活改善推進員は、「私達の健康は私達の手で」をスローガンに日本食生活協会が行っている全国規模のボランティア活動を行う食育アドバイザーです。「減塩」「野菜不足の解消」「カルシウム摂取」など健康的な食生活を広報する市町村単位の団体です。私も参加して十八年になります。一番いいことは自分自身と家庭の食生活が健康的になることです。毎年、健康ふくしまつりでは、ブースを出して野菜三百五十グラムを測ってもらったり、味噌汁の塩分測定をしたりしています。男性の方でも参加できますが、どうしても女性が多くなってしまいます。以前は女性だけの団体だった名残でしょうか。ピンクのエプロンとTシャツがトレードマークなのでなかなか男性が入ってくれません。昔は料理人だったという本格的なお料理づくりを得意とする男性は意外に多いものです。ただし、食生活改善推進員のお料理は、美味しい料理ではなく健康的な薄味料理ですので、男性はそこがどうも納得できないようすです。とりわけ過去の喫煙や飲酒が味覚を壊してしまっている人は塩辛いものがお好きなようです。そういうところが女性と男性の平均寿命の差になって出ているのでしょうか。

高血圧のご主人のために病院の栄養士さんから減塩のお料理メニューを教わって作ったら「まずい」とお皿をひっくり返された方もいます。未だに古くさい亭主関白がいたものです。そんな人にはご希望通りにお塩やお醤油をたっぷり入れた味の濃い料理を出してあげたらいかがですか。自分一人で健康的なお料理を楽しみましょう。

社会的フレイルを予防するには、頑固にならず柔軟な姿勢が大切です。育った環境も教育も異なる人間関係を友好に保つには、相手の気持ちになって交流することが大切です。自己主張はしてもいいのですが、あまり頑なにならないで引くときは引くことができるようにしましょう。また、家族の問題などの個人のプライバシーには踏み込まないことが大切です。「心の綾」というように、人の心情は非常にデリケートなものです。

次に、現代社会の状況に関心を持つことも大切です。若い人たちの考え方や生き方に共感できなくても理解を示すことが必要です。過去ではなく、今の時代を生きているのだから新しいことにも挑戦する気持ちを持ちましょう。いくつになっても将来の夢を持つことで前向きになれます。その年の一年間の目標を決めるのもいいことです。

新型コロナウイルス感染拡大のための外出制限があり「ステイホーム」が合言葉になりました。しかし、外出しないで家にこもるとストレスがたまり、イライラしたり、うつ状態になる人が増えています。適度に外出することで精神状態も安定して、認知症にもなりにくくなります。コロナ禍により新たに「不活発症候群」の健康問題も出現しています。

## 7. クオリティ・オブ・ライフ&デス生活の質を高めて生きがいを持つことはより良い死につながる

クオリティ・オブ・ライフ（QOL）が日本に入ってきて一般的な用語となってから、もう二十五年くらいになるでしょうか。生活の質と訳されていますが、一般的には幸福感や満足感を表します。生きがいとも言われます。私が思うには、「その人らしさ」でしょうか。「自分らしく生きる」ことが、満足感を生むことになるでしょう。医学にこの言葉が入ってきたときには、難病のQOL、障害者のQOL、高齢者のQOLというように、不自由な点を理解して、その中での生活の質を高めるための指標づくりをしていました。病気や障害を抱えていてもその人らしくより良く生きる方法を支援するためのものです。「あなたは自分自身の生活に満足していますか」と質問したときに、「大変満足している・満足している」と答えられることは幸せなことです。世の中を恨んだり、人を恨んだりする人生は嫌なものです。六十歳からのQOLは好きなことをして楽しく生きていくことで向上します。それは病気を抱えていても同じことです。今をより良く自分らしく生きることは、どんな状態であっても生きがいを持つことで叶えられます。

さて、現在は超高齢社会です。今、まさに考えておかなければならないことは、より良く生きることと同時により良く死ぬことです。クオリティ・オブ・デス（ＱＯＤ）です。どのような最期が自分らしいのか考えなければならない時代になっています。それこそ、アドバンス・ケア・プランニング（ＡＣＰ）の出番となります。人生の最終段階をどのように迎えるのか、本人と家族が医療やケアのスタッフに相談して話し合うものです。日本語では人生会議とも言われています。人間の命を切り捨てることは決してできないものです。救急車は呼ばれれば救命処置をして命を救ってくれる病院に運ばなければなりません。たとえ、その人が百歳を超えた方でも、がんの末期の方であってもです。ＡＣＰを予め行い、在宅で死を自然に迎えたいという意思を表明しておけば、病院で人工呼吸器をつけられることも経管栄養になることもないのです。自分らしく、尊厳を持って死を迎えることも可能になります。日本では安楽死は認められていませんが、尊厳死は認められています。不要な延命治療は拒否することができます。なぜ、今、ＡＣＰなのかというと、ますます在宅医療の役割が重要になってくるためです。令和七年には地域包括ケアシステムが実現することになっていますので地域の中で医療や福祉の連携が必要になります。その際には、どのような医療や福祉を受けたいのか自分自身で決定しなければならないことでしょう。

ＡＣＰを有効にするには、まず在宅医療における信頼できる主治医、訪問看護師を見つけなければなりません。誰しも相性がありますが、何か気に入らないことがあったら信頼関係は生まれません。しかし事前にしっかりと話し合うことでお互いの思いを知り、「この先生に最期を看取って欲しい」と思えることもあります。自分の本当の気持ちを躊躇しないで医師や看護師などの医療従事者に話せることが重要です。次に、家族全員はもちろんのこと身近な親戚にも話しておき理解してもらうことが大切です。こんな話があります。

一番の介護者の娘さんが買い物に出ているときにお母さんの容態が悪化して、たまたま訪ねてきた別居の家族が驚いて救急車を呼んでしまったのです。そのため病院に転送され、救命処置が行われることとなってしまい、そのままお亡くなりになりました。残念ながら病院で死を迎えることとなりましたが、娘さんは本人の意思を尊重し在宅で看取ってもらうための準備をしていました。しかし、本人の意思に沿わない結果となってしまったことを非常に悔いて泣いていたそうです。

「医師が看取る」と言いますが、実は訪問看護師が家族から連絡を受けて、確認してから主治医に連絡を入れるのが通常の在宅看取りの手順です。診療をしていた主治医は診ていた病気からくる自然な死なら死亡診断書を書くことができます。まず、家族が気づいて、訪問看護師が確認して、医師がゆっくり丁寧な死亡確認をします。

「つらく苦しい病気になるなら安楽死をしたい」と言う人がいます。しかし、医師が安楽死を実行すると自殺幇助罪や嘱託殺人罪になります。医師は生きていたくても命に関わる病気で亡くなる多くの人たちを見ています。生まれてすぐに先天的な病気で亡くなる命や幼くして失われる小児がんの子どもたちもいます。幼い子どもを残して亡くなる若いお母さんもいます。安楽死はそのような生命に対する冒涜にあたります。

「有終の美を飾る」という言葉があります。「終わりよければすべてよし」とも言われます。最期に自分の人生を振り返って幸福であったと満足して自然な形で終わることを願っています。

# 参考文献


(1) フレイル診療ガイド２０１８年版　編集主幹：荒井秀典、株式会社ライフ・サイエンス

(2) 金　憲経：【運動器の健康と栄養】アミノ酸と運動器の健康（解説／特集）整形・災害外科 61(9), 1055-1064, 2018.

(3) 平野浩彦：オーラルフレイル解消によるＱＯＬ向上への取り組み　臨床栄養 134 (5), 578-582, 2019.

(4) 厚生労働統計協会：国民衛生の動向　２０１９／２０２０

(5) Hiroyuki Shimada, Sangyoon Lee, Takehiko Doi, Seongryu Bae, Kota Tsutsumimoto, Hidenori Arai : Prevalence of Psychological Frailty in Japan: NCGG-SGS as a Japanese National Cohort Study. Journal of Clinical Medicine. 2019 Sep 27;8(10)

(6) 多賀たかこ：はいすくーる落書　朝日文庫、１９８８

(7) 濱田豊監修：花言葉、花贈り　池田書店、１９９８

(8) ジョン・カバットジン（春木豊　訳）：マインドフルネスストレス低減法　北大路書房、２００７

(9) パッチ・アダムス＆高柳和江：パッチ・アダムスいま、みんなに伝えたいこと　主婦の友社、２００２

(10) 田所作太郎：美しい花にも毒がある　上毛新聞社出版局、２００２

(11) 荒井秀典：フレイルのみかた　中外医学社、２０１８

【著者紹介】

西山　緑(にしやま みどり)

医療法人　緑枝会　医師

医学博士

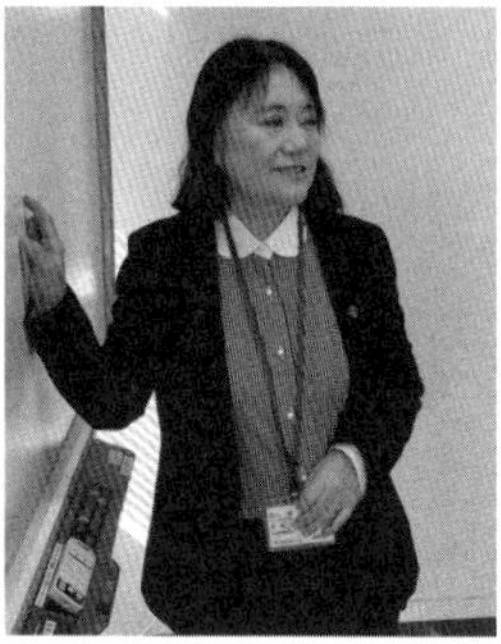

資格：

社会医学系専門医・指導医

産業医

データ解析士

食育アドバイザー

1959年　群馬県前橋市で生まれる

1977年　群馬県立前橋女子高校卒業

1982年　学習院大学文学部哲学科卒業

1984年　学習院大学大学院人文科学研究科博士前期課程修了

1986年　獨協医科大学医学部医学科入学

1992年　獨協医科大学医学部医学科卒業

1992-1994年　群馬大学付属病院　研修医

1994-2009年　獨協医科大学公衆衛生学講座助手、講師

2009-2020年　獨協医科大学教育支援センター・地域医療教育センター　准教授、教授

2020年現在　医療法人　緑枝会　にしやま内科クリニック専任医師

宇都宮大学地域創生科学研究科研究生

JASRAC 出 2006371-001

フレイル予防《よぼう》のあいうえお 今《いま》からはじめる健康《けんこう》長寿《ちょうじゅ》ライフ

2020年9月1日　第1刷発行

著　者　　西山　緑
発行人　　久保田貴幸

発行元　　株式会社 幻冬舎メディアコンサルティング
〒151-0051　東京都渋谷区千駄ヶ谷4-9-7
電話　03-5411-6440（編集）

発売元　　株式会社 幻冬舎
〒151-0051　東京都渋谷区千駄ヶ谷4-9-7
電話　03-5411-6222（営業）

印刷・製本　シナジーコミュニケーションズ株式会社
装　丁　　齋藤隼哉

検印廃止

Printed in Japan
ISBN 978-4-344-92957-9 C0077
幻冬舎メディアコンサルティングHP
http://www.gentosha-mc.com/